[經典]
HUMANITY
[人文]

生命無盡

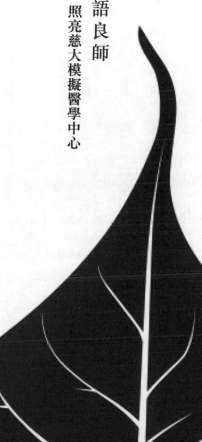

無語良師
照亮慈大模擬醫學中心

葉文鶯 著

曾國藩教授 審定

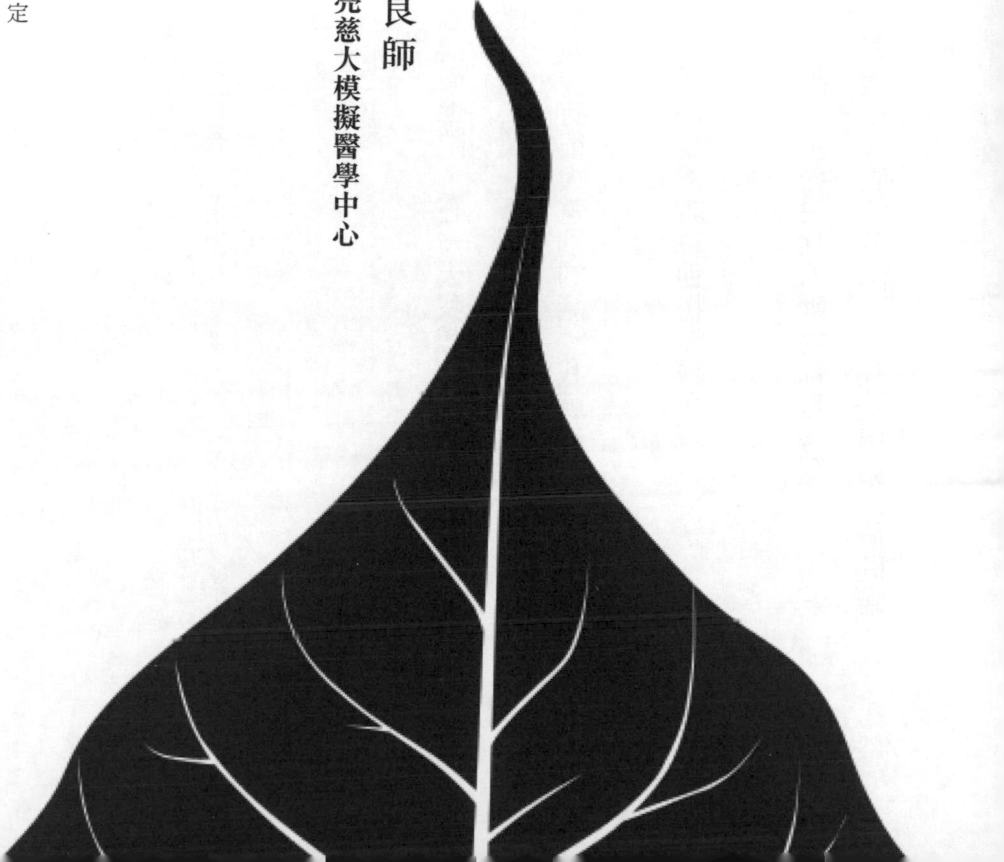

推薦序——

慈濟創校就走不一樣的路

慈濟大學創校校長、前衛生署署長 李明亮

近三十年前答應上人回臺灣籌備慈濟醫學院，有一天我想到：上人是出家人，對於生命的詮釋和我們學醫學的人可能不同，萬一不同意讓學生在大體身上切割，連基本的解剖都不能做，若和其他醫學院校有很大差別的話，我就無法回去接創校校長。

我從美國打電話請教上人，第一個問題是能不能做動物實驗？

「動物是活的喔！」我特別補充。

「可以，這是為了更大的愛。」上人說，那些犧牲的動物都是菩薩。

「醫學生有『大體解剖課』，也需要教做人體的解剖。」我提出第二個問題。

「好啊！」上人同樣表達支持，這讓我很驚訝，也頓覺心安，終於可以放手規畫醫學院了！

慈濟醫學院不只教解剖，一開始在遺體防腐處理保存以及來源的取得就有開創性的作法。甚至二〇〇〇年五月，我被政府借調擔任衛生署署長，同年十一月，解剖學科曾國藩教授就向上人提議善用捐贈大體，發展「好像在真人身上練習開刀」的解剖教學。這就是後來的「模擬手術」，也是慈濟大學發展至今最特殊的亮點！

這本書將慈大解剖學科的作法，無語良師的生命故事，以及模擬手術教學的意涵，在上人尊重生命理念的背後，還有一大群人長期在支持與努力，這些故事的整理就是慈濟創造出來的人文教育。

而至今，從來沒有一本教科書可以教我們這種的「人文」！

一九九二年，我與內人雅慧在睽違臺灣三十年之後，正式回到花蓮投入醫學院創校。除了硬體建設，我也積極尋找師資，每一位教授、講師都是親自邀請、一一面談。解剖學的師資是最難找的！一來跟「死亡」有關，而且沒有人喜歡福馬林的味道。既然上人同意了，我在美國就開始尋覓人選。

曾應龍教授當時在奧勒岡大學任教，專長是運動醫學，這個領域跟解剖學有關，他本身兼教解剖。「保存遺體的作法希望有革命性的改變！」這是我給予的大方向，請他設法找到能取代福馬林池浸泡遺體的防腐方式，若是找不到就自行研發。

曾教授在美國打聽到乾式保存的作法，先在大體的血管以特殊殺菌配方做液體灌流，然後在皮膚外層噴上白色樹酯以阻絕空氣，學生解剖到哪個部位才需要剪開膠膜。後來參照美國的這套作法，曾教授還做了一些改良。

本來大體應是以吊掛方式噴上樹酯膜，我們讓大體以平躺托起方式噴膜，儲存時也讓大體彷彿睡覺一般，平躺在那裡等待教學。數年後，我們在儲存室牆面裝設一個透明的大玻璃窗，讓家屬從窗外可以看見往生家人的軀體，更加安心。

這個遺體處理與保存的方法比我想像中的好，雖然是學習國外、並不是完全創新，但是在臺灣還是相當特殊！

接下來是遺體的來源難以取得。我向上人請示教學遺體的需求，他立刻答應呼籲捐贈。原本我顧慮是否在特殊的宗教理念下，慈濟的作法會不會有什麼不同？沒想到上人的觀念很開通，我們要做什麼、怎麼做，上人完全信任專業，只強調解剖教學的作法要「尊重」大體及家屬。

雖然一九九四年創校招收第一屆醫學生，三年級才會上解剖課，在九四年的年底，罹患癌症末期的林蕙敏女士主動打電話來學校，表明身後捐贈大體的意願。她成為我們第一位志願者，隔年二月成為慈濟第一位大體老師，上人以林女士的故事倡導大體捐贈引起很大的回響，尤其是弟子們紛紛登記成為志願捐贈者。結果，我們的難題反而是儲存空間不足！

其他醫學院校前來參觀解剖學科，很好奇為什麼那麼多人願意將大體捐給我們？「因為我們有上人！」有時我會這麼說。事實上要不是上人的呼籲，光靠學校是無法推動的！

外校詢問是否可以轉捐贈給他們？我建議上人宣導「就近捐贈」，讓其他醫學院校也能有較充裕的教學大體；如果由慈濟轉捐贈，一定要徵得家屬同意。上人同意並強調，接受轉捐贈大體的學校也要比照慈濟尊重大體的作法，譬如最後要為大體老師縫合，火化之後要將骨灰入龕等。

我們教導學生尊敬大體老師，包括著衣、入殮和送靈，學生也寫卡片放進棺木裡致謝。此外，還有末期病人有意將來捐贈大體，我們儘量讓醫學生與未來的大體老師見面。慈濟在這部分的作法都是絕無僅有。

想想，一個生前跟你說過話的人，死後變成你解剖實習的對象，好像有點奇怪；但我們就是透過這些體驗，教導學生「生」跟「死」其實是延續的，要將大體老師當作活著的人。他們無條件捐出大體，我們要善待與珍惜。

人文，是醫學教育很重要的養分，雖然沒有教科書，慈濟運用不同的途徑，讓學生在生活與成長過程中自然學習到良好的人文；只要經過像慈濟這樣的環境，學生一定會學到對生命的謙卑，思想更加開闊。

大體捐贈的故事一直感動許多人，促成的解剖實習和後來發展的模擬手術課，對於醫師的養成訓練很重要。模擬手術是由臨床醫師指導教學，發展至今十八年來，不只訓練醫學生進入臨床實習更具信心；資深醫師也在這裡預做艱難的手術模擬，在臨床獲得進展。又如書中提到法國第一例變臉手術，都令人印象深刻！

曾國藩教授是解剖學科和模擬醫學中心的靈魂人物。一九九七年好不容易邀請他到慈大任教神經解剖學。他是遺體防腐的專家，運用專長改善大體的防腐保存配方，日後更研發遺體冷凍保存方式。閱讀他在書中大談如何「抗腐拒爛」，我也學到不少知識。

模擬醫學中心造價數億元，每年的支出預算數千萬元，對外開放卻完全不收費。之所以能夠建立並得以維持，最重要的動力來自上人的帶領，並且願意花費龐大的經費支持。此外，曾國藩教授的投入對於慈濟大學有很重要的貢獻。

曾教授當年既是臺大解剖學科教授兼主任，研究也做得很好，他不但願意來，還把在臺大培植出來的研究所得意門生帶到東部，如：王曰然、賴昆城老師等。他留在慈濟專任教職，帶領一群人將解剖學改良和執行得更好，並且繼續研發，誠屬難得！

本書作者問我當年如何邀請到曾國藩教授？我想，應該是解剖學科已有既定的基礎，曾教授知道有個特殊性的計畫可以發揮理想，因此寧可放棄不到六年便能擁有公職退休的舒適生活而來到東部小校。當然，學科初期建立基礎和人文模式的曾應龍教授，也是功不可沒！

慈濟大學的規模不大，但是醫學生都很優秀，培養出來的醫師無論在哪個領域科別，都能代表慈濟的品牌。第二屆校友張睿智已經是花蓮慈院外科部主任，至今二十多年來都沒有忘記他的第一位無語良師，也和家屬維持深厚的情誼。慈大結合身教與環境教育，陶冶學生的心性，當他們走過慈濟的路，體會自然來得更深刻！

我一向肯定從人文素養出發的教育，也欣見慈大學生所展現的特質。在這本書，我們看見上人培育良醫的用心，無語良師的奉獻和影響，以及模擬醫學中心的發展，還有打從心底認同、一起出力的一群人更是得之不易！

很多的因緣加起來才有今天，這也是慈濟所創造關於「愛」的特殊人文教育！

推薦序——

穿越時空，交融生死

慈濟教育志業執行長、慈濟大學名譽校長　王本榮

現代醫學科學的飛躍成長，使遺體獻身醫學成為可能。以往與草木同朽的身軀，如今能發揮無用之大用。相對於其他自然科學以客體為對象，醫學是研究人類自身的學門。而生命現象的認識過程是循序而進，由整體至部分，由宏觀至微觀，由個體至群體，由現象至本質。而人體構造浩繁精細之程度，雖鬼斧神工亦難形容於萬一，大體解剖學對醫學生而言是窺探、進入醫學堂奧的第一步，也誠然是苦不堪言、痛不欲生的震撼教育。

早期臺灣醫學教育遺體來源極度匱乏。大體解剖學對每位醫學生都是不堪回首

的記憶。在晦暗的解剖教室，面對著來路不明的遺體，迎面撲鼻而來的是福馬林嗆人的味道。沒有莊嚴的儀式，沒有感恩的尊重，解剖的過程只是制式冷酷的學習儀式。而解剖後更是一拍兩散，沒有情感悸動，沒有人文內涵，沒有生命教育。將遺體「物化」正反映當時醫學教育的「去人性化」。

而打破國人「入土為安」迷思，鼓勵「遺體捐贈」風氣的，正是證嚴上人。上人秉持「不厭生死，不著涅槃，不見一切見，性相不相離」的大乘精神，號召大捨菩薩們，以悲心為舟楫，用身體作教材，具體實踐《無量義經》中，「頭目髓腦悉施人」的法義。慈濟敬稱這樣的捨身菩薩為「大體老師」、「無語良師」，他們以大愛熾燃的生命已進入我們永恒的生命共相之中。「大捨」即「大我」生命的完成。

證嚴上人以極具創造力的智慧將死亡的印記從傳統陰森、腐朽、寂滅、消散的感受，轉化為在「空間」是晶瑩剔透的潔淨莊嚴，在「時間」上是從捨身育才中，延長自我生命的價值，在「人間」上是超越凡我的利他精神。無論是大體處理與解剖過程的感恩尊重，教室及大捨堂的明亮莊嚴，典禮的人文宗教情懷都能使生死兩安。只有光明，沒有陰暗；只有法喜，沒有悲愴；我彷彿看到大體老師們無言說法，學員們拈花微笑。

「天心月圓、華枝春滿」，這種啟動科學的「真」、宗教的「善」、人文的「美」之法輪循環，堪稱是最圓滿的生命教育。

由於源源不絕的大捨菩薩認同上人理念及慈大運作模式，至今逾四萬名大德簽署了「遺體捐贈志願書」。在諸多因緣的會合下，全球首創的「模擬手術教學」，於二〇〇二年五月二十七日在慈大解剖教師及臨床醫師的通力合作下，劃下了歷史的第一刀，也揭開解剖教學的新紀元。從此解剖課程從傳統認識身體構造的「基礎醫學」，延伸為增長救命技能的「臨床醫學」。

大體冷凍技術是曾國藩前副校長經過長期研發而臻成熟，除了沒有血液流動及心跳、脈博、呼吸等生命跡象外，皮膚、組織、器官幾乎與活體相同，彈性亦如一。在完全符合最先進手術室規格，並配備有完善教學設備之模擬手術室，大體老師宛如一位活生生的病患，學員在資深外科老師的指導下，沒有壓力地準確觀察解剖構造，更能模擬學習各種設定的臨床急救與手術技能。

醫師的養成過程中不免要以病人為師，以失敗為鑑，許多錯誤的累積方能造就獨當一面的醫師，可以說是「獨孤求敗」。模擬手術訓練可協助學員增長救人功力，增加執醫信心，減少病患風險，成為「東方不敗」。

慈大的模擬手術課程如今一年舉辦八次，每次八位大體老師，除了慈大醫學生及慈院醫師外，目前參與者擴及海內外知名大學，醫學生累計四百多人次；而來自臺灣二十八個專科醫學會，包含海內外專科醫師約有二千六百多人次。術式及教案會根據學習目標，從基礎、進階到創新手術訓練，學員們含括學生、住院醫師、主治醫師到教授級醫師。每一位學員都很珍惜這樣的機會，感恩老師捨身，更努力精進技能並重新找回行醫的初心。

我曾參加及主持上百場的「無語良師」送靈與追思典禮，在莊嚴的人文典禮中，感受奇異的生命恩典；聆聽了學員及家屬的動人分享，眼淚都會不聽使喚的奪眶而出。也許眼淚的存在是為了證明感動不是一場幻覺。

詩人羅洛梅（Roll May）說：「愛（Amore）是死亡（Morte）與不朽（Immorte）的交會點」，大愛與死亡的共同點是毫無保留。存在主義哲學家馬塞爾（Marcell）認為，死亡啟示我們一個超越的存在，是生命的終點，但不是絕對的終點。在此也借用麥克阿瑟（MacArthur）將軍名言，並改之：「『老師』不死，只是凋零。」（The silent mentors never die, they just fade away.）。最後以我所寫的《最特別的老師》歌詞，向大體老師獻上最誠摯的感恩與祝福！

《最特別的老師》

您是最特別的老師，
非親非故，捨身成就素未謀面的學生，
一期一會，莊嚴獻上一生相隨的大體，
您是最特別的老師，
無言無語，傾囊相授生命無盡的奧祕，

大捨大勇，盡情燃燒人間大愛的光輝。

穿越時空，交融生死，

一刀一剪，探究生命細節，
一針一線，縫合生命斷裂。

安忍不動，靜慮深密，

如來如去，培育醫學種子，
如切如磋，琢磨醫學璞玉。

您的生命啟示錄，
永遠是照亮醫學之路的明燈。

推薦序——

甘冒孤獨，生死相挺

慈濟大學教授兼解剖學科主任、模擬醫學中心主任 曾國藩

多年來接受媒體訪問，人們最感好奇的不外是有沒有遇過「靈異事件」——「教授見過『鬼』嗎？真的有鬼嗎？難道都不會害怕？」即使在今日，一般人對於「遺體」和「解剖」仍然存在著很多的想像空間。

解剖學始終離不開死亡的晦暗，遺體是沒有附加情感、用來學習構造的標本，學習者在意的是人體構造的知識，向來冷酷；除非學習上的必要，這個重視表象的科學，讓人能逃則逃、敬而遠之，更遑論尊重！

然而，自一九七七年秋天考進臺大解剖學研究所，旁人眼裡被視為忌諱的這一

門學問，我一頭栽入，早早面對「人生盡頭」——幾乎天天與教學相關的「遺體」共處。「解剖學」成為專業迄今四十多年來，「遺體」與「解剖」如影隨形地伴隨著我。

牆角舊知識，欲藉科技還魂

我在臺大解剖學研究所修習大體解剖、組織學和從事以電子顯微鏡為主要工具的超微型態學研究，到了美國深造主修解剖，在威斯康辛大學——麥迪遜校區進修五年的一開始，就對神經生理深感興趣，正式跨足神經電生理學。之後轉入另一個實驗室，跟隨教授開發當時還是嶄新領域的腦薄片神經細胞內電生理紀錄研究，等於是從以肉眼和放大鏡觀察人體解剖學，以及用光學顯微鏡及電子顯微鏡進行型態學研究後，再跨足電生理學。

在當時，我利用動物大腦薄片的製備，進行細胞內及細胞外電生理紀錄，這些都是全新的挑戰！正因為這樣，讓我在那期間幸運地發表了數篇以大腦嗅覺皮質為對象的癲癇發生機制研究論文，取得了博士學位。

之後，我轉往位在加州矽谷的史丹福大學神經科做博士後研究。基於對大腦的興趣以及熟習於腦薄片研究技術，這兩年半裡，我以嗅覺皮質研究的經驗為基礎，開始開發在大腦體感覺及運動皮質塑性上的研究。沿襲著我所發展出來結合電生理與型態學的特有研究模式，逐漸打造自己特有的核心專長，這也奠定日後回臺以及到慈大發展的因緣。

在史丹福大學除了經歷一九八九年舊金山大地震的震撼，另一個震盪來自實驗室裡個人電腦的普及。短短幾年間，電腦硬體一年一代地蓬勃發展，隨之異軍突起的是「網路」的世界。當時，我還無法想像網路時代加速了新的科學知識的傳播，更直接衝擊解剖教學！

近數十年來的醫學科學，特別是分子生物學領域讓知識量呈幾何級數成長，也為解剖教學帶來排山倒海的排擠效應！千百年來人體不曾多長出一條神經、多生出一塊肌肉，解剖教學既耗時，學習環境更是惡劣，因此被視為「舊知識」，解剖學科被擠進醫學院校的角落。

西方醫學教育崇尚唯物論，北美的名門大校向來以領先世界為第一目標，醫學院的院長們一任一任地更替，無不冀望以最新的研究發表或與眾不同的作法而揚名立萬！近三十年前，北美名校開出第一槍是將大體解剖實習（實地解剖）刪除，而改以「問題導向小組討論」方式當作醫學教育的主軸，強調學生透過討論、自我學習，才是醫學教育的王道。

特立獨行的這股旋風猶如秋風掃落葉般席捲北美，再吹到歐洲，連亞洲的大學包括臺灣在內也跟著浮沉——精簡解剖教學內容、刪去授課時數，甚至刪除人體解剖實習這門課，讓出空間給學生自我學習。解剖學從一向來被認為是真正進入醫學殿堂的第一堂課，一時淪為可有可無了！

如此走過十多年後，歐美發現這樣培育出來的醫學生大多擅長口語表達，畢業後也傾向走入以「與病人言語溝通」為主的臨床專業；但較具挑戰性、必須緊急處理的手術卻乏人問津！如今，北美除了一所最近新成立的小醫學院標榜完全以數位模擬軟、硬體教解剖學之外，所有的醫學院又悄悄回到過去的實地解剖教學，歐洲醫學院校亦復如是。

事實上，在這段缺乏實際人體解剖實習課的日子裡，英國部分學校的醫學生會自行安排在週末租用巴士，前往仍保留人體解剖的醫學院學習。實際操作的人體解剖學課彷彿又從萬惡的深淵被撈了上來，抖抖身上的汙泥，繼續做該做的事！而與此同時，資訊數位化的發展讓複雜的人體構造得以立體呈現在電腦螢幕上，甚至做各種的互動。這又製造出一個足以取代「實際人體解剖」的假象，再度造成教學方式的夾擊！

事實上在電腦軟體裡，人體的每一條神經、血管、肌肉都是一層一層畫上去的，而且只畫較粗的血管與神經。操作電腦指令時，這些構造看似可以一層層地掀開，其實正因為是人為畫上去的，這一層又一層的中間少了結締組織，這些構造的精準位置也因人而異。在臨床病人身上，神經或血管經常埋在結締組織內，不會自動跳出來被看見；醫師在手術時，腫瘤更不會自動露出部位讓人切割。看起來是多麼逼真的模擬，事實上都只是「假象」，無法真正取代實際解剖的操作與體會！

電腦模擬既省錢又省事，而且是很有噱頭的新科技。過去十多年裡，相信實地解剖教學意義的老師們都不曾間斷地面對：「電腦模擬是否該取代實地解剖？」的挑戰。對我而言，多年掙扎在無休止的質疑當中，有時也不免懷疑是否沒能跟上時代的進步！事實上，人體的構造是活的、動態的，每個身體不盡相同，再加上疾病造成的變化，我認為善用科技、結合實地解剖與電腦模擬，才是最佳學習方式。

生活在他方，因為理想回流

一九九五年，甫成立一年的慈濟醫學院向臺大解剖學科探詢遺體處理保存等相關事務，當時的我在臺大解剖學科負責教學遺體的取得、防腐及保存業務，對於這一所在我的故鄉由佛教團體創辦的醫學院，以及「慈濟」充滿著好奇。

記憶裡的花蓮頂著中央山脈的脊梁，背山面海，擁抱著浩瀚的太平洋！如詩境般的壯闊，對於生活在此地的人——除了頻繁的地震，還有夾著狂風暴雨從海上猛撲而來的颱風，連房子都保不住地令人心驚膽顫！夏日豔陽高照、無處可躲。

還記得年少的我每在炎夏爬上屋頂，只有在屋頂曬得熱烘烘的狀態下，才能一層層地刷上瀝青或再鋪上防水布，那令人目眩的旱熱及身體幾近中暑近乎崩潰從來不曾澆熄似地！到了冬日，呼嘯的北風強擄著空曠河床上的砂粒撲面而來！觀光客眼裡壯麗無比的山河，為此地帶來無窮盡的考驗與蕭瑟……，似乎是花蓮人逃不掉的宿命！

花蓮是我的根，給了我人生前二十年左右的寬闊，卻相對地也讓我對未來感到茫然。當我為了尋求發展而若似無意地離開這片土地以及我的父母，花蓮從此成為我內心隱然的牽掛；而證嚴上人以宗教家的願力恰似刻意在花蓮扎根，在毫無任何基礎條件下從事慈善救濟，接著創辦醫院。為了支持醫院又開辦教育、培育人才；更讓人感到意外的是，慈濟的解剖教學在沒有前例可循的情況下，上人從團體內部開始推動遺體捐贈，志工踴躍簽署捐贈志願書。

上人基於讓「亡者靈安，生者心安」的理念，勇敢地面對傳統醫學院校無法做到的生命終了禮儀，慈濟人以簡潔的生命禮儀，陪伴家屬走完大體捐贈者的最後一程，也啟發學習者對於捐贈者奉獻大體的衷心感謝，讓所有參與者內心安詳，家屬也能感到榮耀。

融入人文體會的解剖教學，跳脫了傳統醫學教育單純學習人體構造的思維，透過與捐贈家屬的互動了解捐贈動機、體會捐贈者與家屬的期許，包括我最熟悉的遺體保存方式都以「尊重生命」為出發點，猶如歐洲「文藝復興」強調的人文主義，不但提升了解剖教學的層次，也讓學習者反思這份託付的社會責任與意涵，成為醫學教育中最具生命意義的一環！

二十多年來，慈濟的作法獨樹一幟；然而這期間，源自西方的解剖學一度沒落，雖然我曾經自我懷疑，卻始終沒有離開。直到遇見慈濟，才知道仍有一份理想可以堅持！

生命的盡頭，不只見到死亡

一九九七年，慈大創校李明亮校長力邀我協助開設醫學系必須的神經解剖學課程。基於專長，很快地，我開始協助解剖學科的整體發展與所有教學規畫，每週固定往返於臺北與花蓮之間，從遺體捐贈、處理與保存，包括方法與設備一連串的改良，也展開了我在慈濟大學非常另類的解剖教學生涯。

懷著一股備感親切的雀躍之心貢獻所學，二〇〇六年，我更正式辭去臺大醫學院教職及行政兼職回到故鄉，全心投入慈濟大學，展開我學術生涯的後半生。

慈濟大學承襲著宗教的善念創校，不忍以無主遺體進行教學，不捨以冷漠對待教學遺體，整合在解剖教學的人文互動，啟發醫學生的同理心，了解遺體得來不易。在本書一開始，從慈大醫學系校友張睿智、吳自強的「成為醫師」之路，可以了解透過無語良師的奉獻，解剖學和模擬手術課程為他們帶來了深遠的影響。

「年輕時一直往前衝去，但其實每一天都距離死亡愈靠近。」我經常在演講時這麼說。每個人都必須面對死亡，但是捐贈大體的決定並沒有想像中的容易。身體不只是自己的，親情的「不捨」或「無法接受」，往往讓當事人無法單獨做成決定。而家屬能夠「放下」並且提起「尊重」與「祝福」，這是人生最難的修行！書中幾位大體捐贈者的故事，讓我們也得以了解家屬的心情，為他們共同成就這份無私的愛，報以掌聲！

早年，有心的外科醫師唯有花大錢、風塵僕僕地出國，才能尋得機會學習新的技術，偶有從國外進口人體軀幹的訓練課程，但也只見身體的某個部位，捐贈及處理的條件以及長途的運送，往往讓這些軀體部位無法提供理想的訓練，更遑論人文的尊重。

反觀這些年來，慈濟大學模擬醫學中心發展各個臨床科別的多元訓練，這個善念平臺每年八次，每次八位無語良師無私奉獻身體，提供高年級醫學生以及各級醫師在最接近真正病人身體的手感下進行手術訓練。這是醫師們最真實的成長跟創新的機會，更避免因為不熟悉手術技能而耽誤病人。

現在的解剖學界能與臨床醫學真正拉得很近的並不多。在「零下三十度的愛」這個單元，作者以幾個學會以及團隊的訓練，呈現出醫師眼裡這些訓練的意義與必要性。模擬醫學中心提供海內外醫師全球難以比擬的操作品質與感受，而我們也得以從醫師的角度，看見他們與家屬的互動與感恩，且將無語良師的大愛轉化為最理想與完美的醫療服務，找回初衷。

為了成全大體志願者的心願，在第四部「燃燒的孤獨」提及慈濟基金會協助慈濟大學成立了遺體捐贈網，靜思精舍法師與志工們在所有人文典禮上永不退縮的護持，無疑地，都是成就這個善念平臺的重要支柱，更讓家屬在參加相關的典禮之後感到內心安定，為家人的捐贈感到無比的欣慰。

模擬醫學中心逐年尋覓人選發展工作團隊，從人文互動的安排，到模擬手術室課程的規畫與專業執行、分工與投入，永不妥協地完美執行「無語良師」的醫學人文教育理念與作法，如今儼然成為遺體捐贈的黃金標準，也讓慈濟大學榮獲眾多國內外媒體的關注。

二〇〇九年四月二十二日刊登在《華爾街日報》首頁，記者張彥（Ian Johnson）向全世界報導了慈大模擬手術課程這個特殊的教學模式與意義。他之前採訪我並同時刊登了一張我的人頭素描畫像，那對我而言是不曾預期的榮耀；模擬醫學中心的緣起以及對醫學養成教育所帶來的重大影響，真正的代表其實是無數的無語良師與家屬們。

慈濟沒有標新立異，只是做該做的事。而我也感恩解剖學科的老師們，以及模擬醫學中心的團隊成員都能同心，也有心願意一起做，讓慈濟堅持尊重人文的作法，為醫學教育刻印出一條令人動容、耳目一新的足跡！

親炙人文關懷，人生最大福分

生長在物資匱乏的花蓮，打從年少時開始，我沒有榜樣可以模仿，心態上永遠像是蹲在牆角似地，習慣自行觀察、體會和學習。源自童年時期資源不足的壓抑，讓我相信人應將心比心、多為旁人著想。雖然自知沒有過人的智慧與能力，但我奉行用心過生活，即使每天做著同樣的事也會力求更完美，希望藉由時間累積厚度。

當盛年回到這塊養育我的土地，感嘆花蓮經歷不斷的開發帶來了難以想像的破壞，腦海裡已然找不出與昔日影像得以融合的地方，童年景象蕩然無存！物質追求讓花蓮付出了代價，但這並非花蓮人逃不掉的宿命！

在失落中，足堪慶幸的是慈濟在花蓮以有形的醫療與教育建設，深植人文關懷的底蘊，讓這片土地得以保留人心最純淨、原始的心靈桃花源。誠如作者筆下，無語良師捨下執念，毫無保留地為後人奉獻往生後的軀體，這分無限崇高的願力令人敬畏，也一直鞭策我甘冒孤獨、生死相挺！

感恩在上人的帶領之下，「無語良師」趕走解剖學的陰暗，更照亮了模擬醫學中心，讓從事解剖教學的我們不再走夜路，而是走在一條坦途。教學生涯後半段的際遇該是我人生最大的福分！

這本書裡所談到的雖然多半是我所熟悉的故事，來回審稿不下五次，卻一遍遍更深刻地體會文字間潛藏著的人生現實、無奈、回憶與淚水，一字一句委婉訴說著無數深藏心底的話！期許書中記錄的真實故事能啟發我們更堅定地相信：無私的付出與奉獻會讓世界更美好，更引領我們體會生命的真諦。

願「靜心」、「利他」是你我共同追求的心境！

目次

二、不被遺忘的名字

後記

附錄

序曲

五分鐘趕上二十年

他們都是英雄出少年，是天賦異稟？還是後天的努力？抑或趕上外在環境創造的優勢，才能成為優秀的外科醫師？

火車沿著萊茵河畔開往奧地利，林欣榮醫師無心窗外景色，想著連續三日，在德國聆聽顱底內視鏡「鑰匙孔手術」（keyhole surgery）的原理和方法，溫習著大腦臨床解剖。

「臺灣沒有，全世界我認為好的，就去學習。」二十多年前，林欣榮身為國防醫學院教授，只要有關腦瘤、腦血管瘤、脊椎微創或臂神經叢等新創手術，就不惜用金錢與時間去換取一流的醫療技術。

師承傳統的開顱手術，將頭骨鋸開，剪開硬腦膜、剝離腦組織，取出病灶，再以鋼絲線將頭骨固定，縫合肌肉和皮膚，他熟練這套基本開法卻不甘於重複。當得知內視鏡手術傷口小、風險低，病人術後恢復快，便迫不及待繳交新臺幣十五萬元學費，及付出更價昂的機票和旅費趕赴歐洲學習。

儘管也有前輩醫師認為，傳統開法遇到出血等狀況都可以處理，內視鏡手術反而危險，「但是微侵害性的手術總比傳統手術要來得好！」林欣榮知道醫學上還有很多無法解決的問題，醫師應該隨著科技進步往前走，因此不遠千里趕上了一九九〇年後期剛興起的微創手術風潮。

鑰匙孔手術的指導醫師出身奧地利維也納大學，之後在德國行醫，因此前三天在德國發表學術演講，研討會第四天，林欣榮與來自世界各地的神經外科醫師在維也納大學，運用該校教學遺體實際練習操作。

大體是以福馬林保存，其他部位被使用過，只將頭顱留給這群醫師學習如何避開複雜的神經和血管，安全地進行顱底的腦膜瘤、腦內血管瘤、腦下垂體瘤等手術。

整整一週學到新的術式，若要實際應用在臨床，必須結合廠商引進打磨骨頭及顯微手術設備等，林欣榮當機立斷。繼引進醫療技術和儀器，臺灣的腦瘤病人不再總是腦袋開花！

「年輕時候學顱底手術一定去做得最好的國家，或參加全世界最大的顱底手術大會，所以經常去歐洲和美國。」林欣榮說，包括骨科醫師做得較多、神經外科很少人在做的脊椎側彎手術，他也去參加。

記得那是在美國中部的一個山上，差不多是一百人的工作坊，「都是頂尖的開脊椎側彎的高手坐在那裡！」而唯有向世界頂尖高手學習，才可能躋身其中！

「每年我都會發表先進的技術，因為臺灣沒有！」林欣榮醫師當年獨領風騷，不僅學以致用還廣傳術式，在一九九八年舉辦了「第一屆顱底手術研習會」。當時臺灣各醫學院校還相當缺乏大體進行解剖教學，於是進口十二個頭顱標本，一次訓練四十位神經外科醫師。

在儀器設備不足的情況下，為了節省訓練成本，他們先以左側頭顱訓練二十位醫師，三天後再以右側頭顱訓練第二批醫師。「當年只向每位學員收取兩萬元，比起赴西方取經的費用，簡直便宜太多了！」至於進口頭顱，林欣榮說：「西方的訓練方式就是這樣，不帶感情，只在意你的專業技術面更成熟！」

醫療是為活人服務，沒有人會質疑，甚至替那些頭顱說話；證嚴上人從報端得知消息大感震驚！日後見到這位赫赫有名的神經外科教授，「喔，你進口這個？」上人深感好奇卻沒有說出「頭顱」二字。

踩在西方醫學巨人的肩膀上，運用進口頭顱提升醫療技術，林欣榮才能造福臺灣更多病患。他最為人津津樂道的是二〇〇二年在花蓮慈院以鑰匙孔手術替父親取出顱內血管瘤。手術是從眼皮上方，在顳葉和額葉中間開一個三公分小洞，順利移除一顆不定時炸彈。不但醫術成名，更贏得孝親的美名。

在他引進頭顱教學當時，上人蓋醫院也創辦醫學院，大力宣導大體捐贈，林欣榮佩服上人在一開始就以尊重、虔誠的心推動，讓人樂意捐贈給慈濟。「那是你動用政府或軍隊的力量都不可能做到的！」他說。

「在東方，若是告訴你捐贈大體之後，身體會被卸成幾塊，大概不會有人敢捐！」慈濟大學解剖學科曾國藩教授也指出東、西方在醫學教育執行上的差異，而上人的理念符合社會期待。

二〇〇一年底，林欣榮從三軍總醫院退休轉任花蓮慈院，隔年為父親治病的新聞轟動一時；而慈濟大學解剖學科在隔年五月，以急速冷凍保存的「無語良師」（按：一般稱全人遺體捐贈者為大體老師，無語良師 Silent mentor 為慈濟獨有之敬稱。）試辦模擬手術教學。這是慈濟教育志業的大事，也刷新臺灣解剖教學、臨床醫師教育與醫學發展史，影響了未來的醫師，特別是外科醫師的養成訓練。

模擬手術試辦過後，解剖學科在二〇〇三年建置擁有八個手術臺的模擬手術室，開始常規性地針對實習醫師提供侵入式臨床操作的教學與訓練，由慈濟體系臨床外科醫師指導。無語良師的身體得來不易，醫學生的基礎術式只用到身體表淺的部位，因此，每個四天的全人模擬手術課程間，除了實習醫師訓練用去兩天半以外，剩餘的時段留給預先申請的外科醫師們進行進階手術訓練。

二〇〇五、〇六年間，開過上百例鑰匙孔手術的林欣榮院長率花蓮慈院神經外科團隊來到當時的模擬手術室。很多醫師都沒見過這種開法，也是第一次使用身體柔軟、宛如麻醉病人的大體老師，由林院長邊講解邊示範，再讓年輕醫師親自操作。「無語良師的結構和身體的軟硬度，都好像是麻醉病人，只差沒有血流而已，臨床解剖位置看得更加透澈。」林院長肯定這是他做過最好的教學大體。

二〇〇八年，模擬手術室團隊進一步規畫一體完善的設施，擴充了模擬手術室的周邊支持設施。含男女醫師的手術衣更換室、器械清洗室、儀器及醫材儲存室，以及互動教室、未來的中心辦公室和櫃臺等，成立了能完全獨立運作的模擬醫學中心。學員參加模擬手術課程須先行在櫃臺報到，領取感應磁卡，男女以磁卡感應分別從個別的更衣室進入，穿戴手術衣帽、口罩並套上鞋套，經過刷手區後再進入手術室。

手術室器械比照開刀房規格，近三、四年來更引進移動式 X 光機、高階超音波機，讓醫師現場擷取手術部位影像，並根據影像資料精準操作。至今每年八次模擬手術教學，含三次醫學生課程及五次的醫師專業進修課程。前者之參與對象包括慈大及海外姊妹校醫學生；後者則有慈濟體系外科系，甚至含其他執行侵入式操作之非外科系醫師，以及海內外的各專科醫學會成員。

花蓮慈院外科部主任張睿智，經歷二〇〇二年慈大畢業前夕的模擬手術課程，立志成為外科醫師。之後進入花蓮慈院心臟外科，一路升到主治醫師也加入心臟胸腔外科醫學會，不斷有機會回到母校向無語良師學習。

不若院長林欣榮年輕時為了追求創新術式而投下重金，單槍匹馬奔波歐美國家取經；張睿智醫師表示，現今開刀方法的知識來源有多種管道，從書籍、雜誌、影片或專業醫療網站等，除了透過師長的教導，關鍵在於是否有機會親自操作。既有「無語良師」，他們不只是教學「標本」，而是真正讓醫師可以徹底且重複練習的「老師」，代表另類的「師徒制」。「無師」也能自通！

「只要在無語良師身上做過，就有信心在病人身上做。」他感恩這四、五年來，利用模擬醫學中心的資源不斷開展興趣，心臟外科團隊在無語良師身上試作心臟瓣膜手術、繞道手術等，朝微創手術鑽研，讓病人可以不必開胸。

結合慈院引進達文西機器手臂，張睿智為病人做冠狀動脈繞道手術，術後隔天病人坐著享用早餐，直呼不可置信，好像不曾「開心」！

模擬醫學中心珍貴的教學資源，加上慈院體系外科醫師的協力推動，不僅提供醫學生奠定急救手術基礎，更帶動嶄新術式在此精進。二十年後的今天，外科醫師精進術式的方式加速升級，除了依然昂貴的海外工作坊，或進口冷凍保存的頭顱、肢體或軀幹進行研究教學，對林欣榮院長來說，一個最便捷的訓練中心是從花蓮慈院走路五分鐘便可抵達的慈濟大學模擬醫學中心。

昔日林欣榮飛往德國學習新創手術，光單程飛行就至少耗去十三小時；而今，由慈濟體系培養出來的外科醫師張睿智，五分鐘就能趕上二十年。他們都是英雄出少年，卻代表著不同世代所擁有的外科技術學習環境和資源的變異！

一、成為醫師

從陌生的姓名開始，他們循線走進他人的生命。慈大醫學系教導的解剖學，不只是認識骨骼、肌肉、神經和血管，而是透過無語良師觀照生命整體，成為日後行醫的養分。

良師與我

有一道光，比頂上的頭燈更加明亮，宛若天啟——「我們練習真的開刀！」的體驗，教張睿智深深著迷，他在那天立志成為一名外科醫師！

花蓮有著美麗的海洋，張睿智和同學買了釣魚頭燈——他們興致勃勃地——雖然不是用來登山溯溪、夜間釣魚使用，但他們需要一盞燈清楚照見一個很深、常人無法觸及的「黑洞」。

他們知道那裡面有什麼，卻不曾用這種方式進去探險。這頭燈的角度可以旋轉，還能分段變焦，足夠派上用場了！他們很開心這個價錢學生買得起。

慈濟大學解剖學科曾國藩、王曰然老師花了一年多的時間開發「大體模擬手術」，最特別的是「無語良師」以急速冷凍方式保存，回溫之後，將由花蓮慈濟醫院外科醫師指導他們這一屆畢業生如何「開刀」。

作為醫療用品之一，這頭燈的等級似乎應該更高級一些，由於價錢、用途的明顯落差，突兀地讓人覺得好笑！可令他們真正好奇的，是這一堂國內首創使用伞人冷凍教學遺體的「模擬手術」課。

實驗教學的地點在大三的解剖實習教室，張睿智想像躺在解剖臺上的無語良師，和四年前在大三解剖實習課完全不同：冷凍回溫的身體應和真人一樣柔軟，當手術刀劃開大體老師柔軟的腹腔，裡面的臟器和腸子應該都會流動吧？相當「逼真」的「模擬」，幸好曾國藩老師說，冷凍保存的大體老師不會有血流。

在經驗不曾到達的地方，人們帶著好奇、興奮和期待。慈大醫學系第二屆張睿智這一班，在大七畢業前夕面對另一梯次「無語良師」，將手上的解剖刀換成手術刀。

雖然醫學生還無法治療病人，但能透過手術模擬而進入臨床實習的狀態。來不及爬梳心中的五味雜陳，他和同學們帶著虔誠之心，打開一具具神聖的人體。

沿著事先做好的標記線，張睿智輕輕劃開大體老師，隔著橡膠手套，滲著水珠的血肉之軀令人感到冰冷。在外科醫師的引導下，他們指認了一些臟器。

僅僅間隔一層皮肉，裡面就是另一天地！雖然無語良師並沒有闌尾炎，他們仍藉以模擬外科最簡單的盲腸手術，之後又練習如何接通腸子和簡單的縫合等。

從基礎醫學跨進臨床醫學的門檻，在入門的那一刻，張睿智的眼睛發光！這道光宛若天啟，比頂上的頭燈更加明亮，讓他照見未來的方向，確立要當一名外科醫師！

史無前例的大體捐贈因緣

張睿智從醫學院畢業的十六年後，二〇一八年八月二十四日，曾國藩、張睿智師生聯袂出席經典雜誌創刊二十週年慶系列講座，在臺北松山文創園區以「零下三十度的愛」為主題，針對「無語良師」、「模擬手術」的議題展開對話。

這年七月，張睿智甫升任花蓮慈濟醫院外科部主任，是慈濟體系培養出來的心臟外科醫師，師長們眼中的驕傲；而伴隨一路成長、在他感恩的對象中唯獨無法出席的，是成就他學醫路上最無私奉獻的——「無語良師」們。

往者無法親臨，但，有家屬來了！其中，坐在臺下的康蕾阿姨，是張睿智大三解剖學課無語良師康純安爺爺的次女。她在一對子女的陪伴下遠從高雄北上，專程來聽「小睿」演講。

康蕾與張睿智的媽媽和小提琴恩師等親友同坐一起，用她發亮的眸子看著臺上的大男孩。自從在康爺爺的大體啟用那天初見面，二十一年來，他們一直保持著聯繫，同年六月剛在慈濟大學見過。

那是個悲欣交集的日子，康家大姊念慈的大體在模擬手術啟用，她是這個天主教家庭的第二代捐贈者，父女倆的大體捐贈間隔了二十二年，同樣將身體奉獻給慈濟大學。張睿智以家屬身分，參與了康大阿姨的大事——從大體啟用直到送靈典禮。

在大體啟用前一天的行誼介紹，張睿智、蘇桂英夫婦與康阿姨的家人坐在一起。康蕾一見到小睿下班後趕來，先是摸摸他的頭，接著牽起他的手撫挲著。她既感動也感慨，很心疼他臉上帶著倦容，在這樣的夜晚與他們同在。

康念慈捐作模擬手術的決定，與張睿智直接相關。回溯在他的畢業典禮，當時，康家姊妹前來祝賀張睿智這一組四位醫學生即將踏上嶄新的里程。

「康阿姨，我們練習真的開刀！」康蕾注意到小睿說話時眼睛發光。

「原來慈濟大學也有模擬手術啊！」康念慈當時就說將來也要「捐這一種」，康蕾也是。

一九九六年，康純安爺爺往生捐贈大體時，慈濟還沒有發展出模擬手術。基於臺灣的醫學院缺乏大體，難以培養出好醫師，康爺爺捐大體的心願也直接影響子女，康家姊妹認為模擬手術可能更接近爸爸的理想，可讓醫學生在進入臨床實習前先充實基本的技術。

於是，二〇一八年元月，七十歲往生的康大姊來了！她追隨父親的步履、奉獻醫學；隨著慈濟大學在大體教學水準的升級，康念慈所捐贈的身體，亦將面對不同以往的教學體驗。

捐贈者家屬的出席、兩代之間的大體捐贈、捐贈者家眷與醫學生持續二十年以上的情誼，宛如一家人……，凡此，皆是慈濟「無語良師」特殊的醫學人文內涵，放眼中外、史無前例！

絕無僅有的溫馨互動

昔日的大三醫學生，如今是一名優秀的外科醫師，張睿智與當年同組學習解剖的蘇桂英，畢業後雙雙進入花蓮慈濟醫院服務並結為伴侶，之後同赴美國杜克大學深造，兩人分別取得實驗病理學、免疫學博士。蘇桂英目前服務於花蓮慈濟醫院風濕免疫科。

他們在學期間，蘇桂英放暑假會去找康阿姨。張睿智在慈院服務從美國進修回來，遇南部出差的機會，也特地停留高雄見見康阿姨們。而今，他們的孩子喊康阿姨叫「姨婆」呢！

曾國藩教授肯定這樣的互動關係是真正進入醫學生的心，而不只是應付校方要求而已。

在「零下三十度的愛」這場演講，張睿智帶來一個始終小心翼翼保管的紙袋，裡面珍藏二十多年來康阿姨們送給他的禮物，有莫內畫冊、美金紅包——用意不在幣值多少，而是鈔票上面的數字編碼與張睿智的生日數字相關；知道他從小就學小提琴，康阿姨也送了一個精緻的小提琴造型工藝品。都是平日用心蒐集的小物，無論在他生日、畢業或結婚等，康阿姨們都歡喜祝賀。

張睿智還指著紙袋裡一份康阿姨寄來的剪報，標題是「康復你的心靈」。他笑說：「康阿姨大概知道我的內心比較脆弱！」

他確實差點在解剖實習課卡在康爺爺的胸膛過不去。那是大體啟用後兩、三週，實習進度必須使用電鋸取出無語良師的胸骨。

「那是康爺爺啊，太殘忍了！」張睿智週末回到家，一進門抱著媽媽哭了，他認為沒辦法繼續念下去。

媽媽鼓勵他不要辜負康爺爺捐贈的心意。之後他在學校做了一個夢，夢中出現一位白衣老人對他說：「不要怕，來吧！」康阿姨說，夢中的白衣老人應是康爺爺，請小睿儘管在她爸爸的身上學習。

康家子女每隔兩、三週就到花蓮，「一個學期來了八次。」張睿智記得康阿姨從高雄帶點心去慰勞他們，對於他們解剖的每一個發現都深感興趣。

「我們了解爸爸的思想行為和對我們的愛，他追求健康，可是他身體裡面的情形我們不知道。」康蕾似乎遺傳了爸爸的好學求知精神。

康爺爺一向飲食有節、起居有常，每日晨起練功，家族也有長壽基因，卻在七十九歲時罹患直腸癌。康家祖父是中醫師，耳濡目染下，他沒有選擇開刀而採中醫緩治，子女多方蒐集資訊，包括身體排毒、腳底按摩，也服用天然藥材，希望可與疾病和平共處。癌症本不宜進補，但為了讓日漸消瘦的身體強壯一些，不意導致病程一發不可收拾，子女依其遺願，成全他捐贈大體。

「康爺爺的肝好大，心臟也好大喔！」「康爺爺的血管很乾淨！」聽著張睿智、邱彥程、蘇桂英和陳美淇這一組醫學生說起在康爺爺身上的觀察與發現，康家姊弟興味十足，絲毫沒有一般人以為的人體解剖是多麼殘忍的事！而這樣的陪伴也讓醫學生安心，並充實地修習這門艱深的醫學入門課。

康蕾認為培育醫學生將來行醫救人，這是善事，古德有云：「救人一命，勝造七級浮屠。」她記得爸爸生前觀看電視「Discovery」頻道，介紹國外一位身高一百八十公分的死刑犯，執刑後身體被以一公分、一公分切片做成人體解剖教學動畫。〔註〕當時爸爸看得目不轉睛，告訴康蕾希望自己也被做成這樣的標本。

「爸，您這麼老了，骨頭也酥了，人家不會用你的！那個人年輕，身體是標準的！」康蕾幾乎笑著說。

「可以有年輕的，也有老的，學生才有比較。」

「臺灣人不可能這麼做！」康蕾想打消爸爸的念頭。

習醫路上最感謝的三個人

想像自己的身體被割成一公分、一公分的切片，那需要挨上幾刀？但是為了醫學的進步，康爺爺打破一般人對於身體的執著。他的在所不惜，可見對於醫學生的期盼有多大！

一個思想開明的長者用身體當教材，更以智慧啟發醫學生。張睿智是第二屆醫學生，校方當時尚未規畫讓學生到無語良師家中拜訪，因此直到大體啟用典禮當天，醫學生才與家屬見面。在與康家子女密切的互動中，也讓醫學生喜歡上這位康爺爺。

「能成為外科醫師，如果可以感謝三個人，我第一個要感謝康爺爺。沒有他，我無法深入學習解剖。」

張睿智第二個感謝的是他的媽媽。

張睿智是宜蘭人，他一向都很大方談起以自己的高中成績根本不可能考上醫學系，他那時正值叛逆期，與家人相處並不融洽，他形容自己彆扭的程度簡直不可理喻，無法專心念書。

他的數學成績不錯，第一志願是師大數學系，推薦甄試居然考上慈濟醫學院。國中老師送過他一本《靜思語》，讓他對「慈濟」留有印象。由於媽媽是花蓮人，自有一分親切，雖然慈濟醫學院剛創校，但他心想一個優質團體興辦的學校，應該不錯吧？

張睿智在大一很用功，擔心程度跟不上，甚至還保留高中參考書；升上大二，他將部分時間分配給社團、球隊又玩起樂器，功課稍感吃力些。由於成績表現並不突出，他從來沒有得到師長的稱讚，直到大三下學期為康爺爺的身體做縫合。「縫得很漂亮！」老師還請同學們過來看。

張睿智不會縫衣服，但只要是需要動手做的事，他都做得很好，也學得比別人快，雙手靈活得很。他在講座中特別感謝小提琴啟蒙的李順昌老師，以及親臨臺下的小提琴恩師——國家交響樂團的黃衍繹老師。他認為自己的手指靈巧應和從小學習小提琴有關，這項樂器的指法相當不符合人體工學，沒想到日後學習外科手術，很多極不順手的動作，他都能克服並且熟練操作。

他第三個要感謝的人是曾國藩老師。

「曾老師很嚴格，我們班被當掉了三個，我剛好六十分。」張睿智笑說，曾老師在他大四到慈大教他們「神經解剖學」，如果上學期的解剖學課也是他教，應該會更早被當掉，就當不成心臟外科醫師了！

師生同臺對談，看著小自己二十幾歲的慈大畢業校友，曾國藩教授說，他自一九七七年開始教解剖學，從臺大醫學院到慈大見過無數學生，觀察那些聰明的學生通常不走辛苦的外科；而有一種「慢開型」的人，在校成績不是最好，永遠被上緊發條似地磨著，他們用心做事、慢慢累積反而能夠進步，而且願意辛苦工作。

在他看來，張睿智屬於這種「慢開型」的人，而且此刻正是輝煌時期。

手術靠勤練，非華麗演出

張睿智大五開始到醫院實習，發現自己很喜歡照顧病人，不同於念書考試，在醫院遇見病人的狀況，「不會就是不會，一翻兩瞪眼。」他體會必須趕緊學到救人的技術。

在學會真本事之前，同學之間僅能比較值班時候的「運氣」。張睿智似乎遇到較多的考驗，病人若不是必須急救，可能就是咳血、吐血、呼吸喘……，不會處理就幫不了忙，這也激發他開始認真學習，從大五到大七，他希望能對病人負責。

在外科學習，他經常把開刀房手術後用剩下的縫線，挑些乾淨的帶回家，有時縫合處在身體內部極深、無法直視，所以他練習在黑暗中綁線——這是外科醫師最基本的功夫——直到熟練為止。

他說，心臟是立體的，無論切除或是縫合都比較困難，開刀尤其和手指活動的精細度有關。有人以為開刀就像電影裡面，演員的動作好像很華麗、很帥氣，其實不然。

「只要平日勤練，每個基本動作做好就會很扎實。」張睿智認為手術是最樸實的訓練。

跟隨心臟外科趙盛豐、張比嵩兩位師長學習，無論是傳統的心臟手術，或是近幾年不斷發展的微創手術，雖然僅在病人身上打開幾個小傷口，但在身體裡面操作器械卻是大動乾坤。

藝高不敢膽大，過程不敢掉以輕心。張睿智更分析，慈濟醫院的心臟外科手術在二〇〇六、〇七年到達頂峰，之後隨著心導管技術的進步，很多病人在內科就能獲得處理，因此每年病例下降至一百到一百二十例；但這也表示只要轉至心臟外科的病人，難度就變得更加複雜。

微創手術不需要鋸開胸骨，病人傷口小、術後復原快，這是心臟外科手術的趨勢，張睿智得空習慣靜下來思考如何做心臟微創手術，接著與團隊利用慈濟大學模擬醫學中心練習，譬如這些年做過微創心臟瓣膜置換與修復手術、主動脈瓣膜置換術、冠狀動脈繞道手術等。

心臟手術的時間約四到六小時，雖然模擬手術並未「真實」到使用體外循環機，卻可藉以熟悉人體臨床解剖，清楚掌握手術步驟；指導老師也會適時提醒成員手術注意事項。張睿智在無語良師身上練刀，一直到現在，他強調外科訓練無法僅靠知識或影像教學。

他記得在慈院心臟外科住院醫師期間，雖然有資深醫師，但是很少人在做微創心臟手術，「任何一件事不一定要有『人』教，運用各項資訊，從文字、圖片和影像到觀摩，」張睿智指出，到了這裡算是「無師」仍可學習，接下來若要能「白通」，「只要在無語良師身上做過，我就有信心在病人身上做是安全的。」他肯定模擬手術對自己有著莫大的幫助。

因為感恩，許下愛的承諾

「如果你一直在旁邊說：左邊一點……右邊一點……。」張睿智打比方，面對欠缺經驗的醫師在自己身上做治療，儘管一旁有資深醫師指導，無論是病人或家屬一定會懷疑醫師治療的技術，說不定在一開始就被嚇到了！

為了提攜新進的學弟妹，張睿智假設他一個人開刀需要一小時，若開刀又要兼顧教學，則要花上一倍以上的時間。在此情況下，慈大模擬醫學中心是很好的選擇，新手可以在這裡快速累積經驗，直接應用在臨床。

近年，張睿智負責院內住院醫師的召募，他發現有意願走外科的學弟妹並不多。一來大環境改變，臺灣社會對於醫療人員的打擊很大；而年輕醫學生也比較重視自己的生活品質，不像他「天生喜歡開刀」——無論是傳統或微創手術。雖然個人生涯選擇無法勉強，但只要有機會，他一定熱情分享自己的學醫過程，期盼為外科招募新血。

無語良師是慈濟醫學教育養成重要的一環，特別是模擬手術，這是醫師不斷向前摸索的捷徑，他特別感謝幕後功臣曾國藩老師。

「像我這樣資質的人也能做這樣的手術，那麼臺灣的年輕醫師應該也可以做。」張睿智說，他幾年前開始思考花蓮慈院心臟外科在微創手術的領域已發展多年，他知道臺灣仍有許多年輕的心臟外科醫師想嘗試微創手術，卻苦無機會。或許透過模擬醫學中心的寶貴資源，可以分享經驗、推廣新術式。

在二〇一六年十一月、二〇一八年四月，張睿智促成臺灣胸腔及心臟血管外科學會在慈大模擬醫學中心開辦進階術式的模擬手術課程，成員都是國內可以獨當一面的主治醫師，年齡大約在三十至四十歲上下，他們在此相互激盪。張睿智也以慈濟校友和醫師的身分，陪伴對於無語良師人文典禮並不熟悉的外界醫師，讓他們在短暫的時間內也能感受慈濟特殊的醫療人文面向。

在二〇一八年六月康念慈的感恩追思典禮，他感謝康阿姨們：「謝謝你們讓我成為家人！」從慈大畢業的十多年來，他很努力想要做個好醫師，一直以來在不同的無語良師身上學習，他以身為慈大學生感到驕傲，也發願將一生完完全全地奉獻在醫學的教育、醫療研發及創新，造福更多病人。

張睿智的真誠發願，是基於對無語良師，以及背後所有成就他走到這一步的人的所有感謝。

而在「零下三十度的愛」演講最後，他也當著師長、家人以及無語良師家屬面前，真誠表示：「只要有一個病人在我手上走掉，我就不會原諒自己。雖然，還是會有病人走掉，但是這也成為我成長的動力。」

「我會不斷努力，尋求心臟疾病的治療過程和鑽研新的方法，也感謝一直以來有模擬手術的練習，幫助我在短時間內可以繼續成長。」

「感恩有這麼多人幫助我，以前的小睿，現在依然是小睿，身在外科要帶領慈濟的學弟妹往前衝，我一定不會讓你們失望的！」

「我不會讓你們失望的！」他再度做出承諾。

臺上儀表出眾的身影甫四十出頭，很多人覺得他的外表看起來還像個學生，康阿姨也是在每次見面總帶著欣羨口吻說：「小睿，你一點都沒有變！」

面容或許看不出「歲月」，但透過談吐、學養、風度和微創技術，這位慈濟體系培養出來的傑出外科醫師教人看見了「成熟」！

〔註〕在《出賣愛因斯坦：人體組織販賣市場》（*Body Bazaar: The Market for Human Tissue in the Biotechnology Age*，蘿莉．安德魯斯、桃樂絲．聶爾金著，廖月娟譯，臺北：時報出版，二〇〇一年八月初版）書中提到：這是一九九六年國家醫學圖書館以一千四百萬美元發展的「人體透視計畫」，利用電腦做出來的3D影像立體重組，以電腦斷層掃描和高度解析度的照片製成，是實際的人體解剖學教育，可觀看任一人體解剖結構。三十九歲被處以死刑的罪犯爵尼根（Joseph Paul Jernigan）願意為科學「獻身」，處決後，身體立刻被冷凍起來，然後切成一千八百片、照相存檔，化身成五百五十億位元組，可從網路下載，讓世界看到他的影像。（時報版，頁一八〇）

康念慈老師——

一張照片，天涯海角、世世代代

人死後還能留下什麼？後人緬懷又能持續多久？經歷戰亂來臺定居，天主教家庭自父親開始，認為人死後不應與活人爭地，連一座墳墓和納骨塔位都不需要。以此觀念傳家，聽話的女兒也來了……。

在三月，康念慈笑燦如花，如瀑的長髮自肩頭垂下，恰似她亮麗而溫柔的個性。如今，只剩下一張照片了！

「我們家都叫我姊姊『阿大』。生前她進出醫院數次，我不知道為什麼，覺得只要姊姊進了醫院後，都能跟著我回家；但這次是天主的安排，帶姊姊去了更好的地方，雖然我們都很捨不得。我們都愛你。」二〇一八年三月，小妹康嘉梅在大姊的追思彌撒代表家屬致辭。

一會兒對著眾人說話，一會兒又捨不得大姊，致辭結束臨下臺，她轉身摸摸照片上姊姊的臉頰，說：「阿大，我還是喜歡活著的你。」

那是康念慈去世的兩個月後，她的大體已經存放在慈濟大學，準備在六月的模擬手術課程啟用。七十歲的她追隨爸爸康純安的腳步，相隔二十二年，爸爸當年八十歲逝世，兩人身後都將大體捐贈給慈濟大學。

「奉獻醫學、不與活人爭地，只要留張照片加上一則生平事蹟就可以了。」孝順的康念慈一向聽從爸爸的話。

上帝與佛陀的雙重祝福

來自高雄天主教家庭的這對父女，相繼捐贈大體給佛教團體創辦的醫學院。

爸爸在一九九六年捐贈時，慈濟醫學院剛創校兩年多。他的第一志願是將大體獻給全臺最優秀的醫學生，或捐給就近的醫學院。雖然爸爸保留一份證嚴法師呼籲大體捐贈的剪報，但是花蓮畢竟交通不便、距離太遠，不在優先考慮之列。

爸爸形容癌細胞是一家「無限股份公司」，自知不敵，便一再催促女兒早日為他安排好捐贈事宜，康家姊妹遲遲不願進行。她們知道一旦爸爸心無掛礙，應該很快就會離去。

直到他病重，女兒才開始聯繫各家醫學院，過程中被告知若是農曆過年期間往生，因學校無人值班，請家屬先自行送至殯儀館；也有人員聽說是子女主動打聽遺體捐贈，還責怪他們不孝。

在茫然無措時，康家姊妹想到任職於花蓮慈濟醫院胸腔內科的老朋友楊治國醫師，透過他聯繫了慈濟醫學院。遺體處理人員陳鴻彬、張子湘隨即偕同高雄慈濟委員湯吉美到家中關懷，詳細告知後續處理事項，並在爸爸去世前還來探視他。

「慈濟在人文禮儀方面做得最周到。」康念慈那時便肯定慈濟對於大體志願捐贈者與家屬的尊重。

二〇一八年元月，康念慈的大體捐贈同樣由陳鴻彬、湯吉美和楊治國醫師原班人馬關懷陪伴。

康念慈是在二〇〇二年參加父親那一組醫學生的畢業典禮，從「小睿」張睿智口中得知慈濟大學醫學系開發了模擬手術，當時便決定日後將捐作冷凍保存的大體，讓醫學生練習開刀，直接應用在臨床。

花蓮慈院心臟外科張睿智醫師記得，二〇一七年十二月，太太蘇桂英才和康大阿姨通過電話。

「大阿姨什麼時候再到花蓮啊？」蘇桂英問。

「有計畫，應該不久就會去。」康念慈沒有告知病情，不想讓他們夫婦擔心。

就在元月，康念慈病逝於臺北。康嘉梅陪著大姊搭乘救護車前往花蓮的路上，一路暈車。以前稍有不適，學過氣功的大姊都會幫她調理，曾有朋友形容她對大姊重度依賴的程度簡直到了——「若你大姊不在了，你就『死』了！」

雖然自大姊癌症復發病重以來，她開始學習獨立，但她無法想像一日沒有大姊，她該怎麼辦呢？果然第一天便如此難熬。

一路的曲折終於抵達慈濟大學，其他家人猶開車尾隨在半途。那天正巧是慈大一個梯次模擬手術課程結束，無語良師送靈典禮的午後，家屬們剛從火葬場領回骨灰。僅剩十五分鐘就要開始入龕典禮，靜思精舍的法師們特地迎接與慈濟因緣深厚的無語良師康純安老先生的女兒康念慈。

「師父讚美姊姊好莊嚴，為姊姊念佛十五分鐘，他們都沒休息接著就主持入龕典禮。」康嘉梅永遠記得那一刻鐘。

「太殊勝了！這是天主安排的十五分鐘！」陳鴻彬當時也這麼說。

駕天主教賑災車的俠女

康念慈生前罹癌，她將疾病交託信仰並未接受治療，直到往生前三年因胃出血急診住院檢查，發現基質瘤而不得不開刀，接著癌症病程才發展迅速，一頭長髮在接受治療之後掉光了又長出來。

即使是癌症患者，旁人卻看她一直都「好好的」，依然為了教會的事情在外奔忙，連修女們都不知情。自己生病無妨，但妹妹們一有身體不適或住院，都是她在照顧。就像小學綽號「乾電池」一樣，充滿電力。

康家的天主信仰，係因母親早年就讀金陵女子大學時便接觸教會，康家姊妹從小扮家家酒，康念慈總是披著床單或窗簾扮修女，小她兩歲的二妹康蕾則樂當信徒。她一向喜歡跟著大姊。

康念慈思想聖潔，早在大一寒假就想進靜修會，打算一方面念書，也可以在靈性上更精進，平時可以跟隨修女助人。當她向媽媽提起，媽媽認為十八歲太年輕，心智還不夠成熟，起碼得有些經歷，等大學畢業再做決定。她以為媽媽不贊成，於是將這個志向放在心裡，卻打定主意將來都要幫助修女。

始終單身的她從事教職，經常利用課餘開車將眾人捐獻的米、油等物資，載往全臺各地的天主堂，提供修女、神父濟助窮苦人家。康家祖籍浙江餘姚，教會有很多年長的神父、修女來自上海、寧波，康念慈也經常吩咐二妹做點家鄉菜，再買些甜大餅、燒餅，她就像個貨車司機，足跡遍及全臺。

體恤著天主教老人院裡的寂寞氛圍，康念慈與修女和學校校長商議，讓假日必須留校的軍校學生搭乘校車前往老人院關懷。年輕人的朝氣很快為長者帶去歡笑與活力，而學生也從長者的回饋得到自我肯定與激勵，進而表現在品德與課業方面。這是康念慈的善巧。

廣受滋養的人們還送給她一個綽號「聖誕婆婆」——比聖誕老公公年輕且慇懃許多，並非一年送禮一回。

在臺灣發生「九二一」大地震時，災區十分缺乏物資，還在教書的康念慈顧不得路況，幾乎每天於傍晚放學後，滿載物資往中部災區的天主堂送。

災後復甦時間漫長，她不久便換掉一臺經常拋錨的老舊汽車，取而代之的是三千二百CC、高度超過兩米一的二手吉普車，不但馬力充足可以載送更多物資上山，也能偶爾在假日讓學生同行。教地理的她笑稱這是師生赴田野「地質考察」呢！

這部「天主教賑災車」來得正是時候！康念慈認為這是「天主的旨意」，她在退休後更加密集出動，車內裝載食物和日用品等，只要不影響視線，連車頂的行李箱都放滿輕質的衛生用品，總是疊得老高！

她一人上山下海，卻不輕易取用災區物資。每到災區送物資，一定從家裡各帶一桶五公升的飲用水和自來水，包括在教會如廁，用的也是自己帶去的水，沒用完的就留給修女。

她每天趕早出門，再晚都會回家，除非遇到餘震或是災區路阻，不得不在半途暫回教會，但她會直接睡在車上，不打擾修女。她的車內永遠放著一條土司，並備有開水、燕麥乳或蕃茄、蘋果汁。她還將衣角挑開一個洞，用乾淨的內面充當牙刷；穿梭平地和山區，早晚溫差大，她永遠穿著三件上衣、三條長褲，最裡面一件是運動衣，脫掉最外面一件衣服當作棉被蓋在身上。

救災如救火，她曾經為了趕載物資超速而被警員攔下，看見這位長髮女士的吉普車內都是將運往災區的物資，此後認得這部車都直接放行了！

歸回天家，寧靜的騷動

大姊歸回天家時，嘉梅認為應讓大姊的朋友知道，於是以大姊的手機通訊錄傳送消息。

怎麼會有人使用自己的手機發出自己的死訊呢？「一月十九日並不是愚人節，

康老師不可能開這種玩笑！」接到訊息的人不斷打電話來求證，陣陣鈴響都讓小妹不得不忍住悲傷，告知原委。

接連地，各地的教友為大姊舉辦告別彌撒，積極的人還組成治喪委員會。

「姊姊右手做的事都沒讓左手知道。」嘉梅說，她這才明白大姊過去每日每夜，或說是沒日沒夜地在外都做了什麼，難怪有那麼多人敬愛大姊！

「大姊自知時間有限，所以一直做……。」她不禁黯然。

「阿大，你回來了怎麼不上床睡呢？」想起昔日夜半起身，經常看見大姊坐在客廳地毯上，上半身斜靠在沙發休息。也許是從外面回來累了，有時只是暫時歇會兒便又漱洗更衣出門，總是席不暇暖。

「大姊不設鬧鐘，而是依生理時鐘，我們早上起床，她已經出門了！」二妹說，爸爸在世時，事親至孝的大姊最晚半夜一點鐘就會進門，不讓他老人家擔心；爸爸走後，大姊到家的時間就更晚了！

「睡眠，是窮人最好的補藥。」大姊沒有聽進爸爸的這句叮嚀，體力長期透支。

「她不是有體力，而是靠意志力。」小妹說，大姊充滿愛的能量，才能在外奔波不顯疲累；即使生命最後在北部住院，依然每天四點多起床，五點準時利用手機傳送六百多通福音給教友。

「她的生活都是信仰，都是愛人！」如妹妹們所說，大姊一向主動關心別人。她在中正預校任教期間，連年榮獲模範教師的表揚。在每學期開學前，她都會整理學生資料，熟知學生的家庭背景；每週二晚間，她利用學校圖書館義務為學生提供心理輔導，幫助他們了解性向，猶如慈母般引導學生在未來的職涯不致迷茫。此外，若在課堂上發現學生學習不夠專心或是神情有異，也會找時間私下詢問。

一位單親家庭的學生，愁著從事清潔工作的媽媽無力支付全口假牙的費用，康念慈得知後，不但提供安裝假牙的費用，還額外給學生一筆錢讓媽媽購置營養品。

無意間發現一名學生脖子上有腫塊，她直覺事態不妙，當週即陪同學生返回中部的家，建議家長不可輕忽。經檢查，學生不幸被確診為淋巴癌，在休養期間，康念慈常利用假日往返探望。

「在我們家遊必有方，大姊都會事先跟爸爸講。所謂的孝、悌、忠、信，她都做到了！」嘉梅在大姊走後，環顧爸爸親手建造的這棟樓房，這個家先是走了呵護她的媽媽、爸爸，再來是大姊，重大的失落讓她這個家中小女兒暗自哭泣了將近五個月。

不與活人爭地，培育良醫

在大體啟用典禮前夕，家人自北、高兩地齊聚花蓮，先到慈濟大學解剖學科二樓的大捨堂看爸爸。

「爸爸，阿大也來了！」嘉梅站在爸爸的骨灰琉璃罈前代替所有家人稟報，他們將大姊送回慈濟，回到爸爸身邊；而在花蓮慈院服務的小睿也過來陪著他們姊弟等家人。

「感謝爸爸好的思想，我們會依照您的作法做下去，希望您在天上平安喜樂。」

「以後我也會遵照您的意思，不跟活人爭土地，捐贈大體。」

「爸爸，請保佑慈濟的醫師、護士，師兄、師姊和小睿、桂英都健康，還有杰勛和玉齡……。」嘉梅後來說到的兩個人，是即將在大姊身上操作模擬手術的新加坡大學與慈大醫學生。

「全部都保佑！我們也向所有的大體老師三鞠躬。」康蕾總結一句話。他們的愛總是包含所有、遍及於一切，完全傳承自父母開闊的美德。

在啟用典禮，家人圍繞著手術臺上的康念慈，張睿智也拿出手機，依照上面的經文誦念《玫瑰經》；而一旁大捨堂正由靜思精舍法師帶領家屬和醫師、醫學生等齊誦《心經》。

「姊姊的臉還是紅潤的！仍然看得到、摸得到她，最後一刻實在是不捨，我就想親她！」嘉梅最後親吻了姊姊，並剪下一小撮頭髮當作紀念。

大姊年輕時頭髮很多，一直蓄著長髮是為了捐給癌症病人做假髮用，她從來沒有進過美容院。「她什麼都能捐，她很自在。」嘉梅不禁又想起大姊的好，她說家人篤信天主卻也接觸佛教，愛唱歌的大姊每到素食餐廳用餐，聽見店內播放佛樂，便跟著唱誦菩薩名號。

「姊姊在什麼境，就是什麼心，她很自在、不執著，總是心懷感謝。」而今瀟灑離去的大姊，家人唯一能在她身上保留的物質，只剩下這一小撮頭髮了！

結束瞻仰，家屬們從模擬手術室走到戶外，迎面而來的是一片綠油油的樹林，康嘉梅的愁容瞬間舒放。

「大姊在裡面，我哭；我出來了，又笑。」她笑說自己心情矛盾，接著語出驚人地感嘆：「人死了就爛了，還不如垃圾袋！」反觀爸爸的大體經過防腐處理後啟用，等於續命兩年；她也替大姊算過，相當於多活了一百四十天！

同一梯次無語良師吳建銘的兒子，在行誼介紹聽見「康念慈」這個名字，想起是他就讀軍校時期的老師，雖然沒有直接受教，全校都知道康老師很有愛心。

康家姊妹想起大姊逢學生準備考試期間，總是事先買好土司和雞蛋，一早就煎起荷包蛋，喚著二妹才就讀小學的兒子幫忙抹沙拉醬、夾荷包蛋，然後來回兩趟將三明治送到學校讓學生補充體力，以應付考試。

記憶中那個戴著寬邊帽、騎著小本田機車的大姊，多像「養樂多媽媽」！康家姊妹不禁都笑了……。

讓愛與記憶恆久傳承

「大阿姨在我心中一直是個俠女，始終有著爽朗笑容，行動力很強！」張睿智在感恩追思典禮，以康阿姨的家屬，以及慈大校友、慈濟醫師三重身分致辭。

「無語良師的捐贈不只給醫學生，也給醫院的醫師往更高階微創手術的方向鑽研。」他特別向參與模擬手術的慈大，以及新加坡大學等外國醫學生說，自他當了心臟外科醫師，利用慈大這項資源發展了很多手術術式。

「今天你們所得到的愛是所有人給予的。醫學生涯很漫長，有時你會因為無法救到一個病人而內心悲痛；有時會因為成功做出不同的手術、在外界成為有聲望的醫師——那時，也請不要受到誘惑。」

「在任何情況下，請永遠記得你們今天對無語良師所說的話、立下的宏願，永遠要放在心上。如果有一天當你心情累時，別忘了回來大捨堂看看大體老師，和家屬聯繫，把心用在每位病人身上。」張睿智訴說的是自己的心境。

從一個害怕鋸開無語良師胸膛的醫學生，到有能力為嚴重的病人做心臟手術，讓研究多年的微創手術幫助病人在傷害最小的情況下，獲得重生。他從不認為這一切光憑自己的努力就能做到。

從康爺爺到康大阿姨的大體捐贈，一個慈濟體系出身的主治醫師的一小段告白，無法讓與會者了解經過時空的延伸，這背後是個多麼動人的故事！

「她永遠在我們心裡！」大弟康華哽咽，雖沉重，但他說：「我們家人應該最後都會來到這裡。」

康家父母經歷時代的戰亂來到臺灣，康純安告訴子女，身為來臺外省第一、第二代，他是第一世祖，後輩子孫的傳承和慎終追遠還是需要，但他不是要一個墳墓讓晚輩去祭拜，甚至連個靈骨塔都不要。

「一張照片和一則生平事蹟，天涯海角可以帶著走；一張照片，一世一代都可以傳承下去！」康嘉梅以爸爸當年豪氣的口吻覆誦這句話。

爸爸當年捐贈，家人想起康家老么康偉之前手腕受傷，必須由外科醫師將血管接好，就醫時聽見兩名醫師在背後悄聲討論，談的不是病人的傷勢如何處理，而是相互問起在醫學院的解剖學課，「幾個人使用一具大體？」

外科醫師需要漫長的養成訓練，技術尤其需要親自操作過才能積累。兩位年輕醫師欠缺經驗也不敢拿病人當實驗，康偉只好再到別家醫院求診。

大體老師用生命化作醫學生學習的養分與奉獻精神的啟蒙。「康爺爺」對於慈大四位醫學生的「教導」，至今依然影響深遠；二十一年後，康念慈的身體不只教醫學生認識身體結構，更讓高年級醫學生學會了臨床基礎救命術，這些都遠超過張睿智當年第一次模擬手術的經驗值。

除了慈大醫學生，還有來自新加坡國立大學及美國、波蘭的醫學生，亞太脊椎外科醫學會的資深外科醫師也在此交流術式。八位無語良師成就了七十八位醫師、醫學生的練習，在教學人數和手術術式的質與量，康念慈都是爸爸的全面升級版。

透過醫學生與資深外科醫師——包括亞太地區的醫界菁英——雙手實作，不只類似康偉當年的外傷處理沒問題，脊椎問題所涉及的骨科、神經外科相關處置，醫師們都將有更成熟的經驗。

醫術傳承、世世代代，無語良師康純安、康念慈父女所留在人間的，豈只是一張照片而已！

陳錫圭老師——

大學長的心願

一份深刻的祝福來自遠方，一個擅長設計道路和橋梁，將畢生心血投注在花蓮港廳基礎建設的長者，將身體化作拱橋，躺下來讓青澀的醫學生踩著安全走過……。

「未來的那個……」女主人開門時掩不住熱情，直呼訪客：「醫生！」

「喔，我們還只是學生。」吳自強和四位同學受寵若驚，趕緊解釋。

「很高興阿公能夠當你們的那個……」女主人沒有繼續往下說。也許一般人並不習慣「無語良師」這個用語。

「謝謝啊！很珍貴的禮物！」男主人笑盈盈接口，他用禮物形容父親的身體，感謝能與醫學生相互成就。

「因為阿公的因素，我們才有緣。」女主人的體己話再度融化了學生的內心。打從一見面，無語良師陳錫圭的長子陳豐太夫婦真誠的態度，讓醫學生愈發覺得自己什麼都不是了！

「不要以為醫學生是天之驕子、得天獨厚！人家為什麼要把家人送來讓你們解剖、還要說謝謝?!」解剖學科教授曾國藩行前叮嚀，言猶在耳，確實一切並非來得理所當然！

「為什麼選擇捐給慈濟讓我們學習？」此行拜訪家屬，吳自強、蘇億祥、許瑋真、馬靜儀、顏欣瑩這一組醫學生最想知道這個答案。

不讓兒子專美於前

陳錫圭捐贈大體四年了，教學遺體經過防腐一年即可使用，慈濟大學卻讓家屬等候三、四年，原因是捐贈踴躍，而慈大每年只招收五十位學生，大體老師的使用量有限，家屬為了成全捐贈者的遺願，往往甘心等待。

在大體啟用前，陳豐太覺得父親宛如在世，他將這四年加上，認為父親高壽九十四歲。

其實家中第一位有意捐贈大體的是陳豐太，十多年前聽聞證嚴法師開示關於器官、大體捐贈的觀念，他頗為贊同。

「萬一有一天我怎麼樣的話，我想要捐給慈濟……。」某日和父親聊天，他不忌諱談論這個話題，父親不但贊成還決定比照辦理。

「我想我捐就好了。」大體捐贈雖有意義，但是父親老家在雲林西螺，年輕時因為工作緣故才定居花蓮，他希望父親身後能落葉歸根安奉在故鄉。

「他跟我講過好幾次，我都沒有同意。」陳豐太遲遲不幫父親索取大體捐贈志願書，「沒想到他那麼堅持！請我弟弟去幫他拿。」陳豐太當年不知情，父親因偶發休克送醫不治，弟弟因而聯繫慈濟大學捐贈遺體，他倒成了後知者，當時還有些錯愕。

回想媽媽比爸爸早走一年，在她的告別式，一張張高掛的輓聯上面署名的都是有頭有臉的人物，上至總統、下至部長，甚至還有部長級官員到場致意。

「我爸爸不喜歡這樣。」陳豐太佩服父親不重排場而且隨時準備好，甚至交代子女若是哪天他走了，連「頭七」都不必做。

「有人拜了很多，往生者也不一定能得到啊！我不希望這樣，你們只要記得爸爸是誰就好。」父親交代將身體奉獻給醫學教育，目的只有一個。

這要從父親的教育背景說起。

培育優秀的下一代

陳錫圭，一九二三年出生在雲林，考上日治時期的臺南工學院（即成功大學的前身），主修土木工程。

「日本人六十分及格，臺灣人必須八十分，七十九分就被當掉了！」陳豐太一向以優秀的父親為榮。

工學院甫畢業，教授推薦陳錫圭到花蓮參與都市規畫，「那時這裡叫做花蓮港聽，還沒有現在這麼發達。」陳豐太說，父親學以致用，投入道路、橋梁和堤防的工程設計。吊橋跨過溪流，鋼索必須規畫長度、承載重量，包括鋼筋材料、數量都經過縝密計算。

「爺爺在世時會帶你們繞花蓮，介紹哪座橋是他設計，或者哪一條馬路是他規畫的嗎？」吳自強佩服無語良師以專業投入基層建設，許多心血應該還保留下來。

「聽他講過一些，不過他很少提，他不會標榜自己，而且有些道路拓寬，已經成為歷史。」陳豐太說，父親讓他看得較多的是設計圖。

身為公共建設的專才，陳錫圭一生為社會付出，因此「他希望培養像你們這樣年輕、優秀的下一代，讓臺灣的醫學蒸蒸日上，醫術愈來愈好！」陳豐太指出父親堅持捐贈大體的目的。

「為什麼要捐給慈濟呢？」許瑋真好奇。

「深受證嚴上人的精神感召。上人做的事每一樣都讓我很感動，都在教化我們。」陳豐太說，母親在上人開始做濟貧就捐款護持，他對慈濟志業的發展更是如數家珍。記得他去當兵前夕還到靜思精舍禮佛祈福；上人創辦醫院，他和太太捐過病床；子女長大了到外地發展，只要回來花蓮，家人也會到靜思精舍走走。

像給這群醫學生上慈濟歷史般，陳豐太滔滔不絕提到慈濟的慈善跨越國際，連非洲黑人也去救；想起小時候的臺灣接受美國援助，後來國人有能力了，慈濟也幫助美國人；慈濟醫療無國界，在全球義診不分種族；又像是骨髓捐贈，也有國外人士前來尋求配對，成功挽救生命，「慈濟骨髓捐贈與幹細胞中心」的成立，在他看來是世界先進的！

「一般人都有私欲和貪念，上人卻是我見過最無私的人！」陳豐太說，任何宗教都很好，「但是上人做得比較普及，我景仰上人。」

在花蓮慈濟醫院創院前，由於陳豐太的妹妹住在臺北，父母若有疾患也會北上赴臺大或長庚醫院求診。花蓮慈院創院初期召募不到醫師，由臺大醫院的醫師前來支援。「你們知不知道曾文賓院長？臺大資深內科醫師，他的醫術很好。」陳豐太還稱讚骨科「當年來的小醫師，現在也是大牌的醫師了！」他指的是現今名譽院長陳英和。

花蓮慈院創院初期，醫師以臺大醫院的年輕醫師居多；而慈濟大學的創校正是為了培育人才，如今也自行培植出許多優秀醫師。陳豐太肯定慈濟醫院已經發展到一定的規模，醫師群擁有很好的評價。

「醫科學生都是頂尖的，應該善用智慧，將來救更多的人，走這條路才有意義。」陳豐太期勉這群與慈濟有因緣的醫學生，「你們要善用智慧，期許自己能夠救更多人、救更多人！」

精神風範恆永留存

「爺爺一生中有沒有遇到什麼波折？」顏欣瑩問。

與其說父親一生平順，不如說陳豐太心目中的父親實在太優秀，他認為父親人生的兩難只出現過一次。

父親原在花蓮縣政府任職，後來臺灣省建設廳有意擢升他，只因當時的縣長惜才，「他從此沒有離開過花蓮。」陳豐太提起父親有過這段際遇，聽起來並非人生波折，而是當機會來臨時，重情義的父親捨棄了名利追求。

「他很勤，生活很儉。」陳豐太一句話，勾勒出父親一生該用才用、從不浪費的惜福愛物。父親的嗜好是閱讀和打網球，他常鼓勵五名子女多看書、充實內涵。

「他對子女課業的要求是『盡力而為』，從不要求考滿分。」蘇億祥聽了覺得不可思議，那些望子成龍、望女成鳳的家長，哪個不計較孩子的考試成績？

「你的力量如果只到九十八分而已，那麼差兩分怎麼辦？打屁股才會進步？你盡力就好了。」陳豐太彷彿帶著父親當年的口吻告訴醫學生，他的父親不曾為了成績而處罰子女，而是希望他們自我期勉：「好好讀書，不要鄙視自己。」

無語良師的家訪，建立醫學生與捐贈者家屬之間的信任；學生無形中也在培養日後面對病患家屬的溝通能力，同時為下學期的「大體病例討論」蒐集與無語良師疾病與生活史的相關資料，做為研究報告的素材。

家訪意外得知，吳自強、蘇億祥家住臺南，而且是成大校友，吳自強是從醫學檢驗生物技術學系直升醫技研究所，蘇億祥則是物理系畢業，兩人都在完成學業後重考大學就讀醫學系。

「那我爸爸就是大學長了！」陳豐太對於這個巧合相當開心。而同一組的馬靜儀和顏欣瑩來自馬來西亞，正好陳豐太的妹婿也是馬來西亞的華人，這使得第一次的相談格外熱絡。

大學長陳錫圭為了花蓮的建設奉獻一生，生命最後沒有選擇落葉歸根，而是再次奉獻給東部這所迷你小校，捨棄對自身的執著、培育良醫。陳錫圭奉行儒家思想，敬天愛地，凡事按照規矩，只有大體捐贈這件事可打破了傳統，並非安土重遷、入土為安。

「希望他的痛苦能培養出優秀的下一代。」陳豐太不經意的一句話，還是顯露了人子對於父親的不捨。

據慈大職員指出，陳豐太在父親捐贈大體之後的百日內，每天到慈大解剖學科的大體儲存室前悼念，他的心情，分明是哀慟！

結束家訪，吳自強與同學將資料匯整寫成文稿，並製作簡報檔案，接著在學科老師指導下，進行無語老師行誼的預講以及啟用典禮彩排。所有的準備都是為了向無語良師和家屬致敬與感恩。

在開學後的無語良師啟用典禮，吳自強代表同組報告陳錫圭老師無私的奉獻以及傳家理念。在此同時，他流暢地訴說著這一對父子之間的故事和情感，殊不知有些事情已經悄然而至，也註定他將不再單純以醫學生的角色看待「大體捐贈」這件事……。

參考資料：吳自強等醫學生家訪文字紀錄。

吳清國老師——

世界沒變，但我們少了一個

擔任「無語良師」送靈典禮的扶靈志工，送走的都是別人；在解剖實習課，他使用別人父親的身體學習。直到一天，自己的爸爸捐贈大體，為父扶靈送終時，他才了解生命的重量！

自強的爸爸吳清國發覺後頸部有點腫，體重也減輕許多。他一向在老人醫學科追蹤慢性病，從事醫檢工作的女兒京玲建議再到醫院詳細檢查。

醫師評估只是局部腫大也沒有不舒服，不妨觀察三個月再按時回診；三個月後做了超音波檢查，再間隔三個月回診看報告，腫塊雖然不痛卻長大許多。醫師從超音波影像判讀腫塊的結構加上觸診，認為並非一般的細菌感染造成。沉默的硬塊是更可疑的警訊！

爸爸這才被轉介到血液腫瘤、耳鼻喉科，連續在兩個科別密集檢查，一、兩週後，自強陪爸爸看報告，得知壞消息是：鼻咽癌第四期，淋巴轉移合併顱底侵犯。

「鼻咽癌」三個字，醫師生怕病人記不住似地，在白紙寫下病名交代他們：「回去自己查。決定在耳鼻喉科或是血液腫瘤科治療，再說吧！」

眼看爸爸當場大受打擊，自強雖然是大三醫學生，震驚讓他啞口無言，得知爸爸生了重病，他的心裡很難過。

醫師看起來很忙的樣子，護士很快叫進下一位病人。陪著爸爸走出診間，自強意識到爸爸眼前只能接受治療，醫師只讓他們二擇一，中間似乎少了一大塊——他們對於這個疾病的認識，恰如手上這張白紙；而在病名以外的空白處，布滿恐懼！

即使末期依然有選擇

「醫師為什麼不願意多花五分鐘、十分鐘聆聽病人的疑惑不安？至少解釋疾病、可行的治療方法以及副作用……」離開醫院之後，自強才生起滿心的疑惑。

他和姊姊分工，京玲向所任職醫院的耳鼻喉科醫師請教，他則利用網路查詢關鍵字。他在一筆資料發現一位罹患鼻咽癌的醫師在被治癒後出書，對於治療的副作用有較多的探討，頗具參考價值。

接受放射治療的後遺症是黏膜破損，一般人嘴巴破了，連進食、喝水都感到疼痛不便。這位醫師病人在接受治療不久，口腔黏膜就破了三個洞。

「這只是剛開始而已。」主治醫師坦白告知。

「後來嘴巴破到連呼吸都好像刀子在割！」作者描述自身患病經過真實無比，自強想像若也有一把刀往爸爸嘴裡割，如果治療過程真的這麼痛苦，以爸爸七十歲年紀，到底值不值得為了兩成的成功率而強加忍受？

「還有兩成機會，為什麼要判自己死刑？」血液腫瘤科醫師並不傾向病人在一開始就選擇安寧療護，建議接受積極治療、再拚一下！

「醫學簡化到只讓人看見藥物的治療機轉和五年存活率，卻不告訴病人在這五年當中要付出什麼代價！」自強在醫療救命與病人福祉之間來回尋思，無論爸爸選擇「積極治療」，或接受只以症狀控制為主的「安寧療護」，治療的副作用和後遺症都應納入考量。這關係著病人的生活品質和生命的尊嚴。

「讓病人知道在不同的選擇之下，自己的未來是什麼，心理上比較容易接受。」他認為醫師有義務告知病人，讓他們充分掌握資訊並且參與醫療討論，最後為自己做出決定。

「沒有爸爸」的心慌

晚年罹癌，在爸爸失意的人生畫板厚塗一層幽暗。他早年經商成功也擔任企業顧問，擁有很好的外語能力，奈何中年遭人背信拖累而蒙受損失，在他事業失敗之時，自強正好考上成功大學。

爸爸決定舉家從中部搬回臺南的老家，完全脫離這傷心之地，他的心情依然低落，且沉寂良久。生活中若還有滿足，應該是子女的學習成就。他相當重視子女的教育，經常鼓勵閱讀、充實外國語，往昔他還活躍在企業界時，有時也帶自強參加所屬的讀書會。

爸爸罹患癌症之後，家人鼓勵他一起到住家附近的慈濟環保站做志工，藉以轉移重心。可惜去了幾次，他的病情在那年秋、冬之交開始惡化，他不想外出，也無法再到環保站，連家人建議就醫緩解症狀都遭到拒絕。

他只願服用止痛藥，後來嚴重的副作用導致他完全不再信任何醫療措施。寒假過後，他只能吃流質食物，身體削瘦而且出現神經痛，不再像以前那麼樂觀，也避談很多事。

他開始接受安寧療護，翌年清明節前一、兩週體力明顯變差，開始需要家人較多的協助。「他的手像嬰兒般軟弱無力，還必須包著尿布，連起身都很困難。如果生命是在受苦，活著又有什麼意義？」自強看見爸爸內心的掙扎，知道他不想拖累家人。

爸爸總是沉默，自強看得出來預知死亡讓他感到不安。

「我這一生有沒有做過什麼好事或對家族有貢獻嗎？」臨終前，爸爸唯一開口問起這件事。

「有啊！」兒女們紛紛道出往事，譬如爸爸在一位親戚遭逢家庭變故時，代為照顧他們的子女，讓他們有個家可以遮風擋雨，直到長大外出工作自立為止。

自強看見爸爸點頭。人在生命末期會在意是否對人付出關愛，自強從這件事情也記取「永遠要付出愛心，不要迷失人生方向。」

京玲是慈濟委員，她向爸爸提起大體捐贈，自強也讓爸爸閱讀慈大解剖學科何翰蓁老師的著作《我的十堂大體解剖課：那些與大體老師在一起的時光》，以及經典雜誌出版的《以身相許——無語良師的生命教育》這兩本書，爸爸毫不猶豫決定捐贈。自強開始密切注意解剖學科大體儲存空間，必須有空位才能捐贈。

他們是佛教家庭，爸爸也希望往生後能助念八小時再送回慈濟大學，因此以捐贈防腐處理為優先，只要二十四小時內送到即可。既知爸爸很有可能某天成為大體老師，自強在解剖實習課看著陳錫圭老師的身體，有時便想到爸爸也將躺在這裡；而協助解剖實習的蘇彥如助教，她的媽媽正好也是現被啟用的大體老師，自強想像自己有一天可能和她有著同樣的心情……。

爸爸在臨終當天的凌晨感到不適，本想等待天亮再就醫，約莫清晨七點多，家人發現他已經停止呼吸，幸好沒有發生鼻咽癌可能併發的大出血，走得很安詳。

自強在學校接獲通知，立刻向解剖學科確認大體儲存空間，可惜防腐保存的空間滿位，只能捐作模擬手術使用，爸爸必須在八小時以內送來，以便遺體冷凍保存在最佳狀態。

雖然已向學校請假，自強感到無處可去，坐在教室裡腦袋空白，完全聽不進任何內容，只感受來自同學的關懷和體貼。階梯教室旁就是防腐保存的大體儲存室，他曾經看見儲存室前面的小通道裡，一位父親帶著孩子前來祭弔。

「他們都在哭泣！現在輪到我在經歷了……我沒有爸爸了……」自強無法形容內心的感受，也許一開始還不是悲傷，而是心慌！

自強考上慈大醫學系時，爸爸並沒有在他開學順道來參觀，也從來沒有到過慈大，更無法分享兒子畢業時成為醫師的喜悅了！他以「無語良師」的身分到來，也將從慈大校門口完成人生的畢業典禮，自強想著爸爸與醫學的關聯竟是充滿著悲傷！

在解剖學科的「追思堂」，靜思精舍的法師引領家人做了簡單的祝禱之後，他們將爸爸交給遺體處理人員。

「等到啟用，我們再來看你。」自強與爸爸暫別。

「世界沒變，但我們少了一個！」京玲感嘆這次全家一同外出，和以前的旅行出遊沒兩樣，最後卻將爸爸留在這裡。

很不捨卻必須放手

爸爸往生是預期中的事，但是「在八小時以內要處理很多事，最後是沒有了這個家人。」自強感到錯愕與不真實，原來內心空盪盪就是無語良師家屬的心情。

自強和爸爸都是情感內斂的人，互動雖不親密，別後格外思念。他想起拜訪無語良師家屬陳豐太先生，他從父親往生捐贈到啟用間隔四年，說起思念之情還是忍不住流淚。

「他若能多活一年，我可以多陪他聊天，我就不會那麼痛苦啊！他多活幾年，我就能跟他一直聊，他沒睡覺的時候，我一直跟他聊，天南地北，我還有很多話還沒跟他講。」

「孝順不是每天給很豐富的東西吃，精神很重要，有時候陪他唱唱日本歌，他會唱得很高興，他會想到年輕時候也曾經風光過啊！」

「我到今天還是認為做得不夠，我很不捨，我對我父親——思念之情不因時間而斷亡……」

「我想爺爺如果在，也不希望看您這麼難過。」自強當時嘗試安慰傷心的人子，如今才知道那個失落難以膚慰。

在爸爸走後，他認真思考「生命」這件事。他是慈大醫學系的公費生，從大一便主動參與志工服務，每個週末出隊到原住民小學，也把握機會擔任無語良師送靈典禮的扶靈志工。

記得第一次扶靈，他與慈濟志工協助將無語良師的棺柩放上臺車，再從大捨堂護送到校園中央道路，這當中必須經過一段小斜坡，四位扶靈志工必須出點力氣才能控制臺車行進的速度。

當死亡將人帶走，「原來一個人的重量就是這樣啊！無論生前是什麼身分或做了什麼事，人死後就只是這個重量而已，只要一口氣沒了，躺在棺木裡就只剩這個重量啊！」自強感嘆連連，明白了人生不過幾十年，應該把握時間做點有意義的事，才能在死亡到來時，讓精神超越物質的重量。

既是醫學生也是無語良師的家屬，在爸爸的大體啟用典禮，自強最關心的莫過於爸爸的身體在冷凍回溫之後，是否依然面容安詳？他希望再度看見爸爸慈藹的笑容，更希望即將在爸爸身上練習手術的學長姊們能用心學習。

到了送靈典禮，靜思精舍的法師帶領慈大師生，包括醫師、醫學生和家屬大約上百人與會，盛大的場面讓自強想起外公的告別式。印象中，那個靈堂空間窄小，沒有幾位親友到場；相較之下，慈濟的人文典禮和志工的陪伴都讓家屬感到欣慰。

「很不捨，卻又必須堅強地放手。」自強跪地叩別，禮謝爸爸用生命為他上了寶貴的一課。

預約一個光明所在

自強與家人皆學佛，大姊早年出家，在爸爸患病到往生期間帶來一股安定的力量。佛教講「輪迴」，生命宛如四季，春去秋來，自強雖不知道爸爸去了哪裡，但他並不擔心。

在爸爸火化那天，花蓮天氣晴朗，「志工師伯依然站在隊伍的前方引領，陽光從他們的後方穿透而下。」這個畫面讓自強頓時想起電影《悲慘世界》（*Les Misérables*, 2012），在男主角尚萬強死去時，神父站在他的面前，那個門後也有一道光線從神父背部照射進來。

自強仰望著天空，也許是無語問蒼天；然而無盡的光明卻在這個傷心之際，帶來特別的暗示。

出席送靈典禮的伯伯和叔叔，在經歷莊重的儀典之後，都認為這一趟路好像是來「歡送」自己的親兄弟。而在那之後，自強與家人都簽署大體捐贈志願書。

爸爸的骨灰安奉在大捨堂，自強經常去探望，和以前一樣，父子之間雖然話不多，卻心有靈犀。巧合的是，無語良師陳錫圭老師的牌位就在爸爸隔壁，由於兩位的大體啟用日期相近，因此有緣為鄰。

自強還注意到一位鄰居，琉璃罈前面放著一架相機模型，那是昔日專拍證嚴上人身影的攝影師陳友朋，自強也會順便問候「小陳哥」。

大捨堂宛如另一個世界，可敬的無語良師活在自己創造的故事裡，讓後人讀誦。佛教重視「善業」，自強相信爸爸必然也到了一個光明的所在！

透過病人活了好幾世

為了實現「直接救人」的執念，他比一般人多花了七、八年的時間才到達。

在不同的病人身上，他感覺自己彷彿「活了好幾世」！這「漫長而累世」的因緣，既是抉擇、等待，更是堅持！

「XXX病房，綠色九號！」聽見院內廣播，吳自強開始小跑步。

需要緊急施救的是一名初接受化學治療的癌症病人，他突然失去呼吸、心跳。吳自強在實習醫師第一年接受「高級心臟救命術」的訓練，之前只在「甦醒安妮」身上練習，這次是真正參與救人！

醫護人員先請家屬等暫時退避到病房外，在資深醫師的指揮下，幾位醫師輪流跪在病床上為病人做心肺復甦術。吳自強遵循著急救技巧，每秒鐘大約壓胸兩下，深度達五、六公分。每壓一次，他都能感受病人胸壁回彈的力道。

不知壓了多久，他們發現病人的胸骨角度改變，應該是肋骨斷掉了！在病人恢復心跳前，急救動作還不能停止……。將近半小時，病人還是沒有恢復心跳，他們為病人插上氣管內管並使用人工急救復甦球。

觀察病人的管子裡先是充滿霧氣，之後變成一些血水，代表胸腔出血，情況危急！

擔心救不回病人，醫護人員啟動親情的力量，讓女兒進來為爸爸打氣。「你怎麼可以這樣丟下我們……，爸！」三十多歲的女兒情緒失控，親情的撕扯催人心亂，吳自強既驚訝又難過。

夜間啟動的「綠色九號」發生在他的實習醫師「過夜學習」——每週一至週五下午五點至翌日上午八點跟隨住院醫師值班的時間。醫師的工作不分晝夜，若非選擇這項職志，此時的他應該擁有一份相當穩定而且收入不錯的工作，甚至成家立業了吧？

習醫種子在非洲萌芽

吳自強從大學醫學技術生物科技系直升研究所，畢業後準備服兵役時，聽學長分享加入「國際合作發展基金會」（簡稱「國合會」）醫療團，遠赴非洲落後國家服替代役的經驗，他也有志一同。

「反正當兵也是一年，到落後國家從事醫療服務更有意義！」就這樣，他前往非洲南部史瓦帝尼王國（Kingdom of Eswatini，原稱史瓦濟蘭）服外交替代役。

「醫生在那裡？」醫療站不時聽見人們呼救。

當地婦女懷孕後幾乎沒有接受過產檢，在缺乏婦產科醫師，相關儀器設備也不足的情況下，難產的比例偏高。胎兒先天性的缺陷加上生產過程不順利，缺氧造成的腦損傷等，都加重日後照護上的困難；有時還必須緊急開刀，母親與胎兒都面臨很大的困境。

而意外事故的搶救也驚心動魄！印象最深刻的是一家四口的汽車傷亡事故，前座的父母傷重不治，兩個孩子被送來時，其中一位遭受外力撞擊導致氣胸，醫師立刻為病人放置胸管並安撫病人。

在簡陋的醫療站，醫檢師只是輔助角色，眼看孕產婦或傷患被送來，某些時刻「死神」也正虎視眈眈，吳自強在心裡加入一場又一場的生死拔河，看見真正出手搭救的是醫師。

「若能直接救人該有多好！」他心想。高中時觀看日片《一公升的眼淚》，體會病人需要有好醫師的協助和陪伴，他多麼希望自己是那位水野宏醫師，為病人帶來勇氣和希望！

在非洲醫療團一年所見，「當醫師直接救人」的意念如胚胎成形，成為吳自強人生方向的轉捩點！

出國前，他在醫技研究所的實驗室工作，結合動物實驗從研究端探討疾病，指望著醫療新發現能夠早日安全地應用在人體。「很多想法必須在動物身上測試效果，不斷嘗試錯誤，實驗有時甚至使用十幾種藥物，還必須要有對照組。」回顧那段時光，自強彷彿還對自己帶著批判。

身為佛教徒，他認為「眾生平等」，可是每個藥物實驗都是觀念的衝突，令他困惑不已。他無法確定未來就業的環境是否也將複製這樣的矛盾——以人類福祉為名，在動物身上注入痛苦。

終於，他在非洲大地做成決定！

轉念重作大學生

在家排行老么又是獨子，自強在退伍後，父母並沒有伸出大手為他的意念接生，姊姊們也不贊成。家人期待他進入職場，以他漂亮的學歷應該可以找到不錯的工作；但他決定重考大學，目標鎖定醫學系。

他重拾高中課本，將服役期間所存下的一筆錢交給補習班，「如果沒有考上就乖乖從事醫檢工作。」他容許在被職場定型之前再給自己一次機會，終於在隔年如願考取慈大醫學系，二十七歲再度成為大學新鮮人。

吳自強申請慈濟公費生，原因是在《慈濟月刊》看過一則報導，花蓮慈濟醫院於二〇〇三年為一對菲律賓連體女嬰成功分割。他知道慈濟人醫會在海內外義診，遇高難度的貧窮個案，若非協助在當地就醫，便循跨國醫療的途徑將患者送回臺灣慈濟醫院診治，藉以翻轉命運、予人希望。他期待日後也能加入慈濟醫療體系，特別是有機會到貧窮落後的地區或是災難現場服務。

重回大學校園的他並不熱衷於社團活動，除了參加志工服務，由於部分相關課程學分抵免，他將多出的時間用來修學較有興趣的通識課，如：口述歷史、茶道、花道、水墨書畫、國際政治關係、中醫學概論，及游泳、日語會話等，尤其大一、大二課業不算繁重時，盡量修習各門學問，充實各種生活應用常識。

他的求學態度認真，很清楚自己的目標。在曾國藩老師的解剖學課，他經常一大早就進教室希望能坐在第一排。曾老師上課唱作俱佳，尤其是搭配動作示範講解，每逢上這堂課，同學也都喜歡提前來「占位子」，還自行錄音於課後複習呢！

升上大五，他到花蓮慈濟醫院實習，利用假日參與相關醫學研習，緊湊的生活讓他愈感到時間寶貴。在到醫院實習前，吳自強參加大體模擬手術課程，身為無語良師的家屬，從自己所學習到的救命術式，他知道爸爸對於醫學的奉獻良多！

在結束模擬手術課程那一週，他有一股衝動想回到學校好好謝謝曾老師。之前在學校圖書館看書，閉館時間是十點，每每從圖書館走回學生宿舍的路上，經過解剖學科大樓時，他習慣朝三樓辦公室的窗口瞧，老師的辦公室依然泛著燈光。

他在心裡感謝這位用熱情燃燒自己，在大體解剖教學領域開展出特殊性的師長。

見證生老的課程

實習醫師的第一站，吳自強來到婦產科。相較於史瓦帝尼婦女，臺灣孕產婦從產檢到生產宛如置身天堂。

他跟隨產科醫師學習問診與例行檢查，接生更是關鍵時刻——經歷數月泅泳，那細而沾著黏液的淡色毛髮探至洞口，女人用力大叫之後，嬰兒像從太空艙被推送出來，滑進醫師的大手，安全降生。

宏亮的哭聲為大人帶來歡笑，奮戰多時的媽媽臉上一抹油光，體力耗盡卻目不轉睛地追隨那被送至檢查臺上綿軟的身體。

甫剪去臍帶、宣布獨立，小生命不思善也不思惡，讓母親從此心繫一方。成為母親，她滿心看著新生命，忘卻生產過程的撕裂傷此刻正由醫師與助手縫合。「應該很痛吧？」吳自強第一次目睹人類的誕生，還發現醫師手上的縫針滿粗的，不禁暗自叫疼！

回想醫護人員引導產婦調整呼吸節奏，經過腹部的按摩推擠，嬰兒出生瞬間衝出產道的力量頗大，這對母體也會造成傷害，他看見醫師熟練地以雙手控制速度，保護著母體和嬰兒。

忘卻所經歷生產的劇痛，母親臉上洋溢著幸福，自強不曾見過那樣的表情，極端矛盾卻不衝突。當新生兒被裹上包巾送進媽媽懷裡，必須等候四小時才能哺乳，可那張小嘴不斷地咀嚥。那是一股強烈而毫不掩飾的生之欲望，讓母親願意提供所有，承擔一切、毫不畏懼！

在婦產科看見新生命的孕育和誕生帶來的喜悅，病房收治對象也有婦癌病人。

夜晚的不安寧來自一位癌細胞侵犯神經的病人，打過止痛藥也給了嗎啡，還是哀號不已。

「嗎啡的劑量暫時不能再加了，你去給她一點心理支持。」值班學長吩咐。

心理支持代表只能空手走到病人面前，自強不知所措。他一向不善於表達情感。

「我很痛——他們都不救我！」病人說話時沒有停止呻吟。

「止痛藥不能再給了，手術也需要老師評估，癌細胞擴散，就算手術也可能不會比較好……」自強在心裡推敲著該怎麼說，他還不是醫師，無法貿然給予建議。

「阿姨，痲藥已經打過了，現在是九點，十一點才能再打。」說完話，他便握住病人的手。

病人的身邊沒有家屬，白天應該很孤單，夜裡更加荒涼，他替病人感到難過。而陪伴婦癌病人，等於替他實習的第二站緩和醫療「心蓮病房」展開預習。

生命僅剩半年內的末期病人，醫療人員能提供什麼協助？自強想起爸爸被醫師延後處置以致失去及早治療機會，在他等待死亡的過程中經歷了自我封閉和孤獨，還有，他們都忘不了的那個「壞消息」。

走得也漂亮的藝術家

第一天走進心蓮病房，吳自強先向病人與家屬自我介紹。「你很漂亮！」八十多歲的胃癌病人面帶微笑，端詳他胸前的姓名吊牌。「自強」這個名字很陽剛，他不敢相信會有人用「漂亮」二字形容他。從資料得知病人是位藝術家，得自美學專家的眼光，自強不敢否認，竟笑得有些靦腆了！

藝術家已經簽署放棄急救同意書，他的面容平靜，即使身體不舒服也頗能安忍，修養極好、不曾抱怨。

癌細胞占據病人的消化系統，只要稍微進食就容易反胃，而且經常打嗝。醫療團隊思考如何緩解病人的不適，最好能夠不依靠藥物，否則解決了一個又製造出另一個。

吳自強過去在醫檢實驗室觀察動物用藥後的療效和副作用，他知道在醫療上有時會為了治療而忽略藥物的副作用，卻直接影響了病人的生活品質。他參與病房共同照護團隊的討論，大家的共識都不希望病人過度依賴止痛藥，於是他積極查閱資料並比對，提供資訊讓團隊納入評估，以協助病人解除不適的症狀。

對生命已在倒數的病人來說，重要節日包括生日都變得奢侈了！在提前舉行的中秋節活動，藝術家在妻子的陪伴下步出病房，大家都在應景的文旦上面畫圖。一顆顆淘氣的不倒翁臉譜，讓病房頓時熱鬧了起來！

結束心蓮病房的實習，自強還探望過藝術家。他知道每個人都是單獨面對死亡，藝術家臨終前所表現的泰然自若，應是滿足於畢生的努力和成就，因而無憾吧？

不久，他聽說藝術家走了，他相信那個獨自遠走的背影也很「漂亮」！

醫術之外的能力

同樣站在死亡邊緣的是一名少年，癌細胞侵占大腦，病情輾轉起伏，瘦到僅剩皮包骨；照顧他的媽媽也瘦成一片影子，母子緊緊相依。

少年因為泌尿道感染而持續發燒著，醫師建議施打抗生素，「讓他早點脫離苦海吧！」心力交瘁的媽媽已經想放棄。

病人受苦、家屬受累，但只要給予抗生素，病程還不至於無法控制。媽媽的想法讓團隊陷入兩難，大家商議著下一步。

「在醫療上應該建議給藥，家屬的意見卻不給藥，但這不代表病人的意願。」

「媽媽壓力太大，她沒有請看護，需要多一點關心和協助。」

「她害怕孩子萬一走了，不知道該怎麼辦！這無形中也給孩子較多的限制，讓旁人覺得那孩子好像病得很重，其實沒有想像中那麼糟……。」

「我們去看孩子，他好像在生氣，不想與人互動。」

透過團隊的觀察評估，最後做成給藥的決議。很快地，少年病情明顯好轉，當他的爸爸和哥哥從北部來看他，他非常開心！

吳自強觀察少年在進食後有時會嘔吐，媽媽說：「那不要吃了！」爸爸反而鼓勵他趁著還能吃就多吃點。

「兒子啊，你想吃什麼？」只要兒子開口，爸爸立刻去買來，他希望兒子補充體力。雖然不常陪在兒子身邊，他的積極照顧對病人很有幫助。既解除了發燒不適又滿足味蕾，少年的心情極好，病房開始出現笑語，他也願意和醫療人員互動了。

「若一開始尊重媽媽的想法，不顧當事人的意願，醫師也以純感性做出抉擇，大概就不會有爸爸出現後的好轉現象。」自強肯定安寧共同照護團隊的功能，整合資訊才能做出對病人最有利的判斷。

至於臨終病人的病情告知，擔任共同照護護理師的學姊告訴他：「如何告知病情沒有標準答案，步調不要太快，聆聽病人想要什麼，只要告知選項，以及在可能的選項中必須承擔什麼結果。若是病人想要的，他們就不會後悔。」

「如果病人還沒有準備好，也許改天再說；假使病人完全不想知道病情，那麼直到他們死亡之前，都不需要知道自己的身體發生了什麼事。」學姊的一番話敲擊著他的腦袋。

那位被自己認為無情的醫師究竟是忙？還是認為病人還沒準備好而暫時給予空間？或者正如他們父子一樣，只是不擅言語表達而已？

爸爸直到往生前還在意著這件事，鄭重叮囑仍在學醫的自強：「你以後不要像那個醫生，用便條紙寫一寫就叫病人回去自己查！」

救命現場的震撼教育

從放棄積極治療的安寧病房，吳自強來到搶救生命分秒必爭，而且是「非救不可」的心臟血管外科。第一天實習跟刀，光看學長為了搶救病人的心跳，「就是震撼教育了！」他說。

實習醫師七點半報到、八點上班，他從學生宿舍走出來，漫步晨光卻不及欣賞。第一臺刀安排在八點，由慈大學長張睿智、鄭伊佐醫師聯手為病人做主動脈瓣膜置換手術，預估需要四到五小時。

主刀的張睿智雖是外科部主任，大家還是暱稱他「小睿醫師」。手術進行到十二點多，小睿醫師請學弟們先去用餐，以便準備下午的第二臺刀。餐後，第二位病人已經報到卻接到麻醉暫緩通知。原來甫開完刀的第一位病人送到加護病房後，不明原因出血。

聽聞小睿醫師正在搶救病人，一行人趕至加護病房支援。病人的心跳不規則，血壓掉到二十毫米汞柱，急救之後恢復心跳，雖然使用升壓藥，傷口仍在滲血。小睿醫師決定做開胸手術盡快找到出血點。團隊分工合作，有人將開刀房相關器械送到加護病房，自強則到血庫領取血袋。

第一次看見緊急狀況，自強觀察著資深醫師的處置。病人上午接受微創手術，為了找到出血點而緊急開胸，確定出血點在主動脈，學長們趕緊為他止血並縫合血管，病人的狀況才趨於穩定。

沒有喘息時間，另一個緊急通知來自開刀房，正在接受手術的耳鼻喉科病人因頸動脈破裂——這是供應腦部的血管，相當重要——鄭伊佐學長立刻前往支援。

吳自強自忖無法派上用場，可是很想了解學長如何接續下一場急救處理，獲准進入開刀房，第一眼看見血淋淋的鋪單。

病人因頸部感染而侵犯主動脈，在清創過程中大量出血。鄭伊佐醫師採取加壓止血，並聯絡影像醫學科醫師以導管進入傷口下方，藉由支架支撐血管、止住血流。

曾國藩老師在解剖學課教過，血管共有三層，外面兩層破裂了，若能壓住最裡層就不會一直流血。影像醫學科運用支架從血管內側堵住，可以達到止血效果，醫師再將外面兩層血管縫合。

本來安排在下午一點半進行的冠狀動脈繞道手術，鄭伊佐醫師進入開刀房已經四點，手術一直進行到晚上十一點，自強跟刀結束時，急診室又電告有病人需要裝葉克膜，他看見學長的身影火速消失在眼前……。

繼續向救人的路途邁進

自強沒有再跟去，他剛負責的一位住院病人安排隔天接受第一臺心臟手術。在病人術前，他必須確認各項準備是否妥當，即使時間再晚都得去探視。

「術前評估不能出錯，必須嚴格把關，這是職責所在。」他說，在學校裡考試考不好，自己可以承擔；臨床工作沒做好，會直接影響病人的安全和醫療團隊。

正因為病人將生命交給醫師，才讓這份工作變得神聖。

實習的下一站是一般外科，這個科別負責乳癌、甲狀腺、腸胃消化道方面的手術。帶著好奇與謙卑，自強透過病人疾病的示現，向前輩學習濟世救人的技能。

「這個社會還是把醫師當成特殊人物看待，我們不是天之驕子，生來就會。」回想在大三解剖實習課，自強自認對於人體缺乏空間概念，當一刀在手，他深怕一刀劃下對病人造成傷害，只能羨慕那些下刀精準又有自信的同學。

經歷模擬手術課程，學到臨床基礎救命術，接著在心臟血管外科看見畢業學長瞬間救命的本領，他發現外科比起內科更能「直接救人」，能對病人起「決定性」的影響。不過，他自知未來極可能會走內科。

進入實習醫師第二年，除了在內、外、婦、兒科，他又經歷急診、眼科和皮膚科等，印象最深刻的還是在心臟外科，醫師們需要付出龐大的精力。像是學長鄭伊佐在白天的手術結束後，又為主動脈剝離的病人開刀至凌晨兩、三點才結束，隔天依然照常工作。看在年輕的學弟妹眼裡，一天只睡兩、三個小時，隔天還有體力維持工作實在不容易！難得的是學長個性溫和、修養極好。

兩年來在各科實習，經歷不同年齡、性別、身分的病人，因著不同疾病或非疾病帶來的身心變化，「一個人只能活一次，但是在醫院透過病人好像經歷了不同的人生，活了好幾世！」自強在實習醫師期間如此感受生命的奇妙。他尤其喜歡聆聽病人，從中聽出弦外之音提供醫療團隊參酌，以尋求更精準的判斷和治療方針。

「醫學浩瀚，醫師的訓練與生命相關，只能在解決每位病人的問題上慢慢去查、慢慢去學。」自強自知具有抽絲剝繭、追根究柢的特質，雖然不同於外科醫師的當機立斷、果敢行動，救人的目的卻是一樣的。

二〇二〇年六月，他從慈大醫學系畢業並通過國考，彷彿經歷了漫長而累世的因緣，終於正式成為一名可以「直接救人」的「醫師」，既是他的抉擇、等待，更是堅持！

行醫之路必須無畏艱辛地不斷精進，他告訴自己任何時候一定要盡力！

二、不被遺忘的名字

無語良師在生前欣然交託軀體，強大的捨心與願力讓他們成為永恆！家屬對行醫者寄予期望和祝福，在相互同理與成就的互動中，預示著未來更和諧而美好的醫病關係。

自幽暗走來的解剖史

實證醫學從西方傳到東方，曾國藩教授為即將升上三年級的醫學系學生上了一堂「解剖學」歷史，沒想到西方被用來解剖的屍體，竟得自蒙羞的罪犯、謀財害命與見不得人的盜墓行為。幸好曾教授只講了一半……。

死人活用，大概是大體之於「解剖學」最直截的價值了！

醫學生學習的不是泛知識，而是醫學專業，在暑假後緊接大三上學期的解剖實習課，他們將實際解剖人體，有些醫學生也可能會在此卡關。

日本名醫日野原重明當年困在「龐大而枯燥」的醫學名詞，差點和拉丁文、英文過不去。花蓮慈濟醫院整形外科王健興醫師當年就讀臺大醫學院，使用被編為

「淡水八號」、「花蓮三號」的無主遺體；與大體第一次接觸，他和多數同學只感覺噁心有點吃不下飯，一位同學反應更強烈，「他就去出家了！」王健興說。

在大二下學期「我們的身體」最後一堂課，解剖學科利用一個上午，由曾國藩教授講述解剖學的歷史，接著向學生說明暑假將到「無語良師」家中拜訪的注意事項。

因為大體捐贈，與解剖教學相關的學生家訪、「無語良師」行誼介紹、啟用與送靈典禮綵排等，學科師生必須額外付出時間，這是慈濟大學基於特殊教學理念所形塑的解剖人文——醫學人文教育中重要的一環。

曾國藩跟一群解剖學科老師帶領吳自強這一班醫學生從這裡開始，走進解剖學領域。

詭闇血腥的西方解剖舊史

「請不要太相信你的家人和好朋友。」曾教授帶著詭異的笑容開講——

在古羅馬時期，人體是神聖不可侵犯的，解剖還是禁忌。長期的宗教戰爭，加上在競技場上不只人與人格鬥，人還跟老虎、獅子搏命。即使你死我活，活下來的人也有嚴重的外傷，包括疾病在內，都需要進一步了解人體、尋求醫治之道。

解剖學不僅應用在醫學，十六世紀初，歐洲文藝復興時期的藝術家達文西一生充滿無限的好奇與探索，在五十多歲已經成名了的時候，甘冒禁忌開始解剖、觀察人體。他與一位醫師合作，總共解剖了三十多具人體，繪成的詳細解剖圖譜豐富了之後的藝術表現。

在這些不得不的趨勢下，教廷終於在十六世紀允許解剖人體，但只能使用被處決的罪犯。

「使用罪犯的身體，讓『解剖』在一開始就被汙名化，也是對死者的二度羞辱！」曾國藩接下來點名幾個歐洲人——

第一位是安德雷亞斯・維薩里（Andreas Vesalius），法國醫學院出身，利用死刑犯的身體做解剖，並繪製解剖圖出版了《人體的構造》（*De humani corporis fabrica*），在十六世紀被喻為「解剖學之父」。在他所畫的圖譜只要看得到頭顱，脖子一定綁著一條繩子，因為罪犯都被施以絞刑。而當時利用死刑犯做解剖的理髮師比醫師還多！他們不只敢在帝王頭上動刀，還替人放血，與外科醫師的工作有點雷同；直到十八世紀才與外科醫師分流，白袍也有短長的區別。

維薩里到戰場和競技場治療傷患，也在貴族面前演示解剖，「解剖秀」早已存在西方國家。十七世紀林布蘭的畫作《杜爾教授的解剖課》（*De anatomische les van Dr. Nicolaes Tulp*），就在描繪當時公然演示的屍體解剖。時至今日，解剖秀依然存在。

「公開解剖課一般有上百人參加，花上二十分錢就能當場體驗屍體解剖過程，心臟、肝臟和腎臟會被一一傳遞到觀眾手中。」位在聖安東尼城門樓上的「解剖劇院」牆上還有一句話：「那些生前做壞事的人，在死後變得有用了。」被用來當作外科醫師解剖這些屍體的部分理由。〔註一〕

第二位是十七世紀「血液循環系統之父」英國醫師威廉．哈維（William

Harvey），他發現人體的循環系統是封閉的。那個年代只有少數的死刑犯可以被解剖，喜歡解剖的他主要以動物屍體為主，但是當他的父親和妹妹去世，他先將他們解剖了再埋葬。

「當解剖學專家的親屬非常危險！」曾教授嘿嘿笑說，同時期一位叫做湯姆帕爾（Thomas Parr）的人，聲稱活了一百五十二歲，當時的帝王很感興趣，等那個人死後也叫哈維將他解剖，想知道長壽的原因。

「自命不凡的人下場也不太好！」他又把臺下逗笑了。

人們愈想遠離疾病追求長壽，就愈想打開人體的奧祕，這也加速醫學院的興起，需要愈多的屍體提供解剖。「醫學教育對於人體的需求甚至殷切到要去殺人！」曾教授瞪大眼睛，講述解剖史上最驚悚的犯罪案件——

一八二七年在英國的蘇格蘭，兩個好朋友威廉．柏克（William Burke）和威廉．赫爾（William Hare），他們經營旅館。為了取得屍體販賣，那些繳不起房租或是拖欠太久的房客，成為他們下手的目標。

他們利用晚上房客睡覺時，一個壓住房客，另一個再用力摀住房客的口鼻把人給窒息悶死，一年內接連謀殺了十幾個房客，屍體都賣給解剖學家勞勃·諾克斯（Robert Knox），讓他有很多的屍體可以教學生，但也很快就東窗事發了！

兩個朋友一起殺人，經過三個月審判，赫爾轉為汙點證人，柏克被吊死然後再被解剖，他的骨骼標本至今仍陳列在英國的解剖博物館；他們的殺人方式還創出了一個新的英文單字「burking」，收錄在《韋氏字典》中。

這個解剖史上的黑暗時期，只要白天發現新墳，同樣乘著月黑風高，就有人喝酒壯膽去把屍體挖出來販賣。假如你有本事可以送一具屍體給醫學院解剖，就可以免費入學。奇貨可居、炙手可熱，盜墓偷屍體的行徑很猖狂，那些有權勢的人尤其害怕，不但教會的墓園有人看守，有錢人的棺木也會用金屬製作，墳墓上面還用大石板壓住，兩側再用長長的鐵條釘入土裡，這樣才不容易被撬開。

從無名屍到無語良師

人體解剖不可缺少的屍體來源，竟得自蒙羞的罪犯、謀財害命與見不得人的盜墓行為，人們欣賞文明社會綻開的藝術與醫療之光，卻忘了在屍體解剖的腐齔中，置身刀下的犧牲者。

黑暗的解剖學打造了象牙塔、白色巨塔，學醫者彷彿都成為共犯；身為解剖學教授，所幸前半段講述的歷史並非中國老祖宗所為，否則還有什麼好說的呢？不過接下來所使用的解剖屍體，便與曾國藩教授有關了——

為了解決解剖屍體嚴重缺乏的問題，聰明的人想出了一個開源的方法，一八三二年英國立法（The Anatomy Act）使用沒有人替他們發聲的無主遺體成為醫學院校解剖的對象。

什麼是無主遺體？那時不像現在有手機或電話聯絡這麼方便，只要你走得離家遠一點，幾公里外突然掉進水溝，撈起來沒人認識你，嘿嘿，可能就被解剖了！類似這種路倒的人，或是殺人案件的苦主或監獄死刑犯，只要死後沒有家屬領回，都是醫學院合法使用的遺體來源。

這項法令隨著北美的開發傳到了美洲，之後到世界各地，包括臺灣（解剖屍體條例，1948,12,21）。

即使是今日的美國，如果家人因吸毒或牽涉幫派而被槍擊殺害致死，家屬可能不敢出面承領屍體，因為只要出面，警察為了釐清死因會進一步的調查，家庭可能涉案受拖累，因此這些很自然就成為無主遺體了，通常直接或間接地被送給醫學院校。此外，美國的喪葬費用昂貴，動輒數千美元，這也是很多家屬不願承領的原因。也因為如此，有人在生前指定，或死後由家屬決定將他們捐贈給醫學院。

他們有名有姓，但是在被使用時沒有人知道他們是誰。西方人將身體當作「物件」，就像你送給我的禮物，我可以再轉送給別人。他們讓學習者將情感擺在一邊，說是顧及操作者的心理，不希望帶來壓力。不願牽涉情感，也排除與捐贈者家屬互動，被解剖的身體成為「教具」，提供訓練而已。

無主遺體被使用的情形，大概國內外都差不多，沒名沒姓也不知來歷，操作者沒有情感可以附著的對象，自然也難以生起敬意。

「煤氣燈的光暈照亮了躺在房間後頭桌上的屍體。大體已經被肢解到無法辨識，它的腹部被心急的學生切劃開來，然後又將腐爛的器官隨意扔回血淋淋的空腔之中。屍體頭蓋骨的頂端已經被移除，現在正坐在它的亡者主人旁邊的凳子上。大腦早在幾天前就分解成一攤灰色的漿糊。」〔註二〕這是十九世紀「手術消毒技術之父」英國醫師約瑟夫．李斯特的一段描述。

一九九〇年代初期，曾國藩從臺大解剖學研究所畢業後赴美進修，完成博士學業及三年博士後訓練再返回母校任教，國內的解剖教學仍以無主遺體為主，只有極少數的捐贈來自西方傳教士或臺大師長和民眾，校方每年為奉獻醫學教育的「無名」大體和實驗動物舉辦「慰靈公祭」——

在臺灣日治時期，臺北帝國大學醫學部沿襲西方使用無主遺體的作法，國民政府來臺以後也公告屍體解剖條例，任何在路邊發現的無主遺體會先送到醫學院校，進行防腐之後再登報廣告，公告一個月後沒人認領，檢查官就會蓋章「准予火化」，而不是「准予解剖」，但是醫學院校就在火化前解剖屍體。沒有人替無主遺體說話。

臺灣醫學院校每年招收一千三百名醫學生，由臺大醫學院主導分配的北區遺體聯絡中心，在一九九六年以前讓北區大約八百位醫學生共用九十幾位遺體。可是一九九五年開始，無主遺體數量減少了！

臺灣實施健保制度之後，路倒的遊民大多會被送醫，肺部感染施打抗生素就會康復。為了短缺的教學遺體，北區各醫學院自一九九七年開始推動遺體捐贈。

但這也很難！慈濟醫學院一九九四年創校，每年僅招收五十位醫學生。同年年底，創校校長李明亮接到一通電話，罹患癌症末期的林蕙敏女士表示願意在死後將身體捐給醫學院。隔年二月，她成為第一位捐贈者。

林女士的故事透過慈濟創辦人證嚴法師的開示，很多弟子響應捐贈。慈濟，打開了大體捐贈的時代！從一九九六年第一屆醫學系學生的解剖實習，至今所使用的大體老師完全來自捐贈。

而慈濟在解剖教學作法上比較特殊的是，凡與「無語良師」相關的課程，包括模擬手術都必須去家訪。了解老師為什麼要捐贈？一般人生病，每一項檢驗或開刀都是為了自己，大體捐贈者並不為自己；另外，家屬會不會做惡夢？他們為什麼堅持把家人送來？

衣著整齊地去家訪，相互認識、讓他們知道你們是誰，才有情感上的寄託；能讓家屬安心，更肯定捐贈正向的意義，你們代表著「希望」！

結合醫療與人文，是慈濟的堅持

他校一年舉辦一次慰靈公祭，慈濟大學為每梯次課程所啟用的「無語良師」舉行獨立的啟用與送靈入龕典禮，操作者從家訪得知無語良師的生平，並為他們撰寫行誼介紹。

為什麼慈濟要讓醫學生或醫師知道被解剖的對象是誰呢？

如果知道被解剖的對象是誰，醫學生和醫師在使用時才會把他們當作「人」，而不是「教具」。

在紐西蘭一所大學，十多年前有一位教授做了一項「殘酷」的實驗，讓捐贈者生前受訪並拍下影片，等到學生的解剖課結束才播放給學生看。臺下哭得淅瀝嘩啦，早知道這些，應該怎樣怎樣的……；可見完全擺脫情緒，對解剖臺的人好像沒有任何感覺，是因為一般人都想逃避，不願面對。

慈濟特別要求醫學生與家屬接觸和互動，家屬有時會有很多情緒，要面對這些並不容易，你們也許說不了什麼安慰的話，不過多半會是家屬在安慰你們。在慈濟，我們會陪著你們一起面對死亡，將來你們到醫院服務，若遇見第一位你的病人往生，才不會像那樣哭得那麼傷心。

大體解剖實習結束時，我們要將無語良師的身體縫合，即使是小小的碎塊組織都要放進體內，否則必須打開重新縫合，完整地歸還給老師。接著為他們著衣入殮，邀請家屬回來參加送靈典禮，也會舉辦追思會。

你們好好學習，將來成為最好的醫師。到了高年級還會再有模擬手術課程，讓醫療專業和人文素養結合，是我們的堅持。

慈濟委員、慈誠隊員等志工是認同慈濟理念而來；而考進慈濟大學的學生大部分是依分數落點，在無語良師身上學習的操作者，除了慈濟體系的醫師、醫學生，模擬手術課程更開放給臺灣外科醫學會以及海外醫學生參與，因此慈濟理念一直是曾國藩所強調的。

多年來，曾教授每在課程之前向操作者介紹證嚴上人創辦慈濟的緣起，以及大體捐贈的理念，從不會遺漏這個部分。他不只是教解剖學的教授，在「無語良師」的人文教育面向，他更像是一名「傳教士」。

〔註一〕參閱《我即我腦：從子宮孕育到阿茲海默症，大腦決定我是誰》，迪克・斯瓦伯著，王奕瑤等譯，臺北：漫遊者文化，二〇一二年九月初版，頁三四八。

〔註二〕參閱《李斯特醫生的生死舞台：從恐怖醫學院到外科手術新紀元，消毒之父約瑟夫·李斯特的信念與革命》，琳賽·菲茨哈里斯著，蘇文君譯，臺北：網路與書，二〇一八年五月初版，頁五一。

看淡生死，執著捐贈

無論是大人物、小人物，死後的身體一定會腐爛分解，名字也可能很快被人們遺忘；這些人的形體雖然也回歸自然了，但卻永遠留下了他們的姓名……。

曾國藩教授難忘一個女人短暫的一生，他經常提起她，似乎被一些事情觸動。每當站上講臺，無論底下是坐著醫學生、醫師或參訪來賓，他對這個故事從不輕描淡寫，而以略顯激動的聲調推進——

這位陳麗罔師姊一度失婚，再婚遇見先生，他們家住在臺北三重。夫妻在市場賣米苔目，一碗才二十元，在二十年前的臺灣算是中下生活條件。

她與先生都是慈濟人，平日認真工作也省吃儉用，所穿的衣服和孩子用的書桌椅都是環保站回收來的，但是他們十幾年來省下五百萬捐給慈濟。

五個一百萬捐給慈濟，你們以為他們是瘋子嗎？傻到像外面不了解慈濟的人所說的「花一百萬才能穿上慈濟委員那一套藍色旗袍」嗎？

他們一生為別人著想。在師姊去世那天剛好颱風下雨，街道淹水的情況下，通往花蓮的蘇花公路也斷了，遺體怎麼送過來？救護車最後設法走中橫公路，冒雨翻過中央山脈，先生堅持幫他的同修師姊達成心願，風雨無阻！

換作是我，我想捐大體，但是「天意」如此也就算了。但，他們就是傻！

曾教授並未直接與陳師姊認識，後來見過她先生，「很木訥的一個人。」他形容。對於口中這個既是瘋子又是傻瓜的慈濟家庭，他告訴臺下——

慈濟特殊的是，上人講，弟子們就捐了！包括靜思精舍的出家師父。全世界推動遺體捐贈的人大都不願意捐贈，因為他們知道捐了之後是怎麼回事、被怎麼對待。慈濟蓋醫院很辛苦，在當時大力護持的人們，之後往生了也捐出大體，成為我們的無語良師。這是慈濟志工「利他」的典範、生死的教育。

幻燈片中穿著藍色旗袍的麗人笑容淺淡、氣質端莊，慈濟委員陳麗罔站得直挺，看不出已被死神征服。要是曾教授不說，誰知道她出身命苦，果真有錢也可以輕鬆享福，她這是何苦？

慈濟志工也是常民百姓，像陳師姊一家擺路邊攤的人笑稱自己是「路邊的董事長」，善心善行讓人常感富足喜悅，不缺便是富有。「布施不是有錢人的專利。」證嚴上人告訴會眾，慈濟需要有心人的參與。

他們對於死後也有身外之「悟」，毫無保留、全身奉獻，因為上人說：「生命只有使用權，沒有所有權。」把握生命做到最後一口氣，再把身體捐出去，這樣的人生才有價值。

歷經艱難挫折，讓小人物活得更謙卑而淡泊。曾教授感嘆陳師姊早年經歷坎坷的遭遇，更可惜她走得太早，才四十六歲！每每看見比自己還年輕的生命躺在解剖臺上，他總會傷懷：「躺在這裡的人應該是我吧？」

有錢人死得不一樣

慈眉善目的大企業家以孝道傳家，每次見到證嚴上人一定頂禮。他的身軀龐大，跪下再站起來儘管吃力，依然行禮如儀；他比上人年長，卻尊奉上人如母親。

在慈濟，李宗吉爺爺不但是一位受人敬重的長者，尤其以孝順聞名。他從童工開始，奮鬥幾十年後終於擁有自己的航運事業，所購買的第一艘貨輪，以母親「李王錦」姓氏為名，並邀請母親當眾剪綵，而非社會上的達官顯要。

在母親往生後，李爺爺花了三年時間在陽明山替母親造墳，常和夫人前去憑弔，孺慕之情依依不捨。這位事業有成的巨人，在一次突發心肌梗塞病危時交代子女，萬一不幸，請將他送回花蓮師父的身邊。

他不要求家人讓他和母親同在一起，哪怕他是那麼地孝順，而依照民俗，他也大可與摯愛家人長眠於地下。李爺爺安然地度過了手術，三年後往生，家屬依照他的遺願，將他送回花蓮慈濟大學，成為一名「無語良師」。

幾乎是所有只要往生當時身體狀態保持尚好的慈濟人，都會做出這樣的選擇。貧富老少、少有例外。一個人聲名、富貴都有了，還追求什麼呢？家屬都參與了慈濟，有什麼看不開？也不需要在此時彰顯家境富裕，舉辦一個豪奢的葬禮。

曾教授一口氣道盡李宗吉爺爺的一生，慈濟人眾所周知的「李爺爺」不只慷慨布施，也投入志工幫助上人蓋醫院、建學校，到大陸賑災和助學等。

一九九〇年八月，一段證嚴上人與他在陽明山的會晤刊載在《慈濟月刊》——

「在大雨中造訪李宗吉大德為母親營建占地兩千餘坪的李氏墓園，李大德一生侍母至孝，自營船公司，新船下水、剪綵由母親主持。以母親名字為船命名。

上人在老夫人墓前合十敬禮。李大德於雨中長跪答禮。老母已去世數載，而孝子之心仍如此殷切。慎終追遠、飲水思源，這是當今年輕一代所逐漸遺忘的。急急

扶起魁梧的李大德，模糊的視線已分不出是雨是淚了。」〔註〕

二〇〇二年，李爺爺的子女將爸爸的大體捐給慈濟大學，隔年在模擬手術教學啟用。李爺爺生前交代要回到上人的身邊，於是火化後也在花蓮以海葬，回歸最喜歡的大海。曾教授看著絕無僅有的一張照片說——

這是慈濟大學校園的中央道路，送靈都是由內而外送到校門口，而且會同時看見好幾個棺木。這張照片裡，上人和一群出家、在家弟子護送一輛救護車從校門口緩緩走進來。那是李爺爺的遺體，上人親自陪他來到追思堂。

在上人心裡應是很大的感觸，李爺爺是在他身邊打拚過來的人。

李爺爺苦出身，對於生命應該有自己不同的想法。假設像他這麼有錢的人，辦告別式僅只有風光一天，若是也和他母親一樣，讓後代為他安葬在「占地兩千餘坪」的李氏墓園，一般人偶然經過，頂多評論：「這是有錢人的墳墓！」然後就走過去了。

李爺爺捐贈大體留下的是一個故事，他的名字永遠不會被忘記。

照片中，上人低頭斂眉有一絲落寞。上人曾經感嘆真正了解他的弟子不多，李爺爺走後，師徒再也無法坐在一起聊著日常，聊著某個工地的進度，聊著家鄉助學讓孩子的未來擁有希望……，從此少了一位極具分量的弟子分憂解勞。所幸這些路，李爺爺踏實走過而且後繼有人，其子女秉持父親的善心護持慈濟，老人家終可安歇。

富人身後總有許多話題圍繞，李宗吉也有。一則斗大的新聞標題寫著：「企業家生前捐十億，身後捐大體。」搭配畫面是靜思精舍德慈法師陪同家人將他的骨灰撒落大海。

為慈母在山上造墓守孝，李宗吉最後連自己的身體都捐獻，何以作法出現反差？

「上人是他慧命的母親，認同理念所以響應捐贈，這也是他對於上人的愛與孝順。」靜思精舍德禪法師為此下了註解。

好太太的送別

旭日初升，陳燦暉教授的一生就要落下了！光線穿透樹梢直洩而下，在連鎖磚灑下一地光影，風從慈大中央大道旁的樹林吹來，昔日會是夫婦攜手散步的好日子，如今遺孀扶著靈柩跟著送靈隊伍緩緩前行。

慈濟委員陳錦花一臉淨素，沒有哭泣。在慈濟《經藏演繹》的舞臺上，她可以是證嚴上人的分身代表，一向受人敬重，是師父的好弟子，也是先生最溫柔的妻子。曾國藩注意到她戴著老花眼鏡，在陽光下瞇起眼睛，接下來見到的那一幕令他泫然欲淚——

棺木由送靈志工緩緩推送到中央走道，她和兒女們一路跟隨。我看見她拉整覆蓋在棺木上的往生被，溫柔而輕緩，那動作教我看見那應該是在這之前，太太每天替將出門上班的先生把襯衫衣領和領帶拉整好，只是這是最後一次了！

陳教授上班時，師姊總是親自送到門口。「好太太！」據說教授中風那天臨出門，本來想讓司機回來載她出門收善款，師姊回說下週才會去收，於是陳教授留下了最後這句話。

好太太陪伴他度過中風之後無法言語的日子，直到往生；隔年在模擬手術啟用，最後一天送靈典禮，雖然師姊沒有說什麼，我的眼角感到濕潤。

捐贈大體就算有重大的意義和價值，情難捨、愛難離，即使學佛多年，失去終身伴侶有多麼傷痛？往往想到這些人告別摯愛，總是牽動著我們的情感。

陳教授是基督徒，夫婦早年大力護持上人蓋醫院。女婿楊福麟是慈濟醫院的醫師，也是同一梯次模擬手術課程的教師，我們刻意安排他避開在岳父那一組教學。

我知道師兄姊大部分都看得開，但是我們不忍心違背常理。這是我們必須主動替家屬設想到的。經常在我們順著「如果是我」的心情去靜思，往往可以知道該如何做才好。

二〇〇二年七月，證嚴上人先後失去三位跟隨多年居住在臺北的在家弟子。先是九十高齡的臺北慈濟委員賴蔡寶珠，接著是七十七歲的李宗吉爺爺，然後是六十九歲的陳燦暉教授，都是上人在最艱辛建院募款時期護持得力的弟子，也都捐贈了大體。賴蔡寶珠認為這樣的人生才算「夠本」。

慈濟的大體捐贈有百分之八十來自慈濟人和他們的家人，包括靜思精舍常住法師與俗家眷屬。慈濟人的價值觀相近，出身大不相同，曾教授不一定直接認識他們，卻由許多訊息管道得知他們的生平，只要有機會開口，特別是針對解剖與模擬手術課程的操作者，他代無語良師訴說每個身體涵藏了多少的情與愛。

印象深刻被他冠以「慈濟最強力的行銷」這一位，是金門的慈濟人李國銘——

李師兄在金門教書，吹彈樂器、唱歌樣樣行，還騎獨輪車邊吹奏樂器，在當地早已家喻戶曉。

他樂觀豁達，甘心扮演小丑，不在意旁人眼光。即使搭船也向同舟有緣的民眾獻藝並且募款；化身街頭、船艙藝人，銅板當作掌聲，小額也是大善，只要願意付出，皆大歡喜。

他愛慈濟、喜歡做善事的程度讓他什麼都不怕，何況做好事並不丟臉。病重時他在臺中慈院住院，還是不忘予人歡樂，穿著以紅色大字寫著「請看大愛臺」的純白上衣，穿梭病房，很少安分扮演病人的角色。

我佩服他強力行銷慈濟的作法，他是慈濟的異類，也是奇葩！

李國銘的太太楊秀珠在先生捐贈大體之後回到靜思精舍見上人。她哭著又笑地告訴上人，師兄往生前一天看起來還好好的，閉上眼睛休息時臉上帶著笑容。

「你剛才在笑什麼？」

「我已經回到上人身邊了！」

「你回到上人身邊，那我怎麼辦？」

「你趕快回去金門做環保！」告別人生，沒有悲情，是李國銘一貫的瀟洒。

兩代非慈濟人捐大體

「你是不是慈濟委員？」有人這樣問李玉伶，她說不是。

「慈濟志工不會因為你是不是慈濟人而對你有所差別。」家住臺北新莊的李玉伶說，婆婆和公公相繼捐贈大體之後，她和先生李國安一直受到志工的關懷膚慰。

自二〇一一年到二〇一七年，六年間，李國安的外公、外婆和媽媽、爸爸先後往生並捐贈大體，陸續啟用到火化，直到二〇二〇年三月媽媽程克瑛的送靈典禮終於圓滿。

一個家庭兩代間夫妻、親子捐贈在慈濟並非唯一，特別的是他們還不是慈濟人。開啟家族捐贈先例的外公程大全，跟隨國民政府遷臺之後在糖廠任職，與妻子程林桂清定居嘉義，育有兩個女兒。他在生前委託女兒打聽，認可慈濟無語良師的作法，希望往生後能夠到醫學院「當老師」。老伴在同年也完成捐贈，之後的兩年，女兒程克瑛和女婿李建興也踵武先人，女婿的大體捐作模擬手術使用。

「媽媽沒有念什麼書，但是走的時候想要去『當老師』。」家屬代表訴說捐贈皆出自這份歡喜心。

李國安夫婦與父母同住，長輩樂捐大體，但是外公和爸爸曾因無法忍受病苦而有過輕生念頭，顧及自殺者無法捐贈，他們都堅持下來。媽媽則苦於心臟衰竭導致的身體水腫，為了在生命最後如願捐贈，她生前一兩年都相當克制水分攝取。

李國安曾經勸媽媽接受心臟手術，「我用機車換汽缸的原理做比喻，換個零件可以再用很久，但媽媽不接受。」他說，媽媽將水腫的情形調整之後就不想開刀，一來不希望兒女花錢，二是擔心萬一在手術中失敗，身體有大傷口就無法捐贈。

程克瑛死於心臟痼疾，緊急送醫在到院前不幸往生，院方無法開立死亡證明，眼看著無法達成心願，沒想到警員到府勘驗現場時得知往生者有大願，認為現場沒有可疑狀況，立刻聯繫衛生所醫師趕在下班前來開立死亡證明書，隔天一早讓家屬送到慈濟大學。

李玉伶感謝醫院太平間殯葬業者為了守護婆婆即將捐贈的大體，在捐贈遺體無法放入冰櫃和入殮的情況下，他們主動看守整夜，絲毫不敢大意。

「媽媽送到慈濟大學，我們看見她的臉笑著，是心願已了。」李玉伶說，自己當時淚水直流地看著婆婆，告訴她：「媽，總算替您做到了！」

捐贈者及家屬壓力

捐贈大體不一定需要理由，多半是認同慈濟的作法，希望培育良醫；尚缺乏勇氣捐贈者則有很多原因。

曾國藩教授應邀參加一個談話性節目，主持人衝著這位竟敢長期與往生者共處一室、並且解剖他們身體的人充滿好奇。

解剖學教授與法醫的工作不同，法醫找出死因給家屬交代，若牽涉刑案可以協助申張正義，讓死者走得安心，也替活著的人服務。解剖學是醫學訓練的基礎，曾教授形容它是白色巨塔的「地下室」，而人們只見高樓，不想看見陰暗的地下室。

陰暗的夜路走多了，「教授有沒有遇過什麼靈異事件？」主持人挖掘問題的角度不談專業，那一集節目主要大談「禁忌」。

「如果捐出眼角膜，會不會死了以後找不到路回家？」在座器官捐贈協會理事長也接到題目。據聞，人死之後魂飛魄散，亡靈很可能在「頭七」那個夜裡回家看一看。捐贈器官必須先打破傳統「全屍」、「入土為安」的觀念，當人們無法安心，便難以遺愛人間。

討論了一番，主持人想起有人告訴她，死去的家人本來雙眼失明，但是他們還是夢見他回家。想通什麼似地，她說：「有些男人有眼睛也不知道要回家啊！」戲謔的串場瞬間消除了死亡的濃厚氣味。

在座還有一位醫藥女記者，她說自己只能接受器官捐贈，無法捐大體。難以跨越的障礙並非死後的身體被切割，而是無法忍受自己光著身體躺在那裡被醫學生觀看一學期。

除了對於身體隱私的顧忌，在傳統的父權社會之下，許多女性志願捐贈者除了必須徵得配偶、子女的同意，還必須尊重夫家與娘家長輩的看法。即使娘家父母不在了，也希望得到兄弟的認同，否則先生或子女未來在處理上可能面臨壓力。

能得圓滿最是殊勝

和賴蔡寶珠一樣，王張金快當年成為無語良師已經高齡九十，這個決定完全出自她個人。加入慈濟會員多年的她，捐贈大體的消息來源卻出自天主教家庭第二代的大體捐贈者康念慈。

康念慈是王張金快女兒的同事，經常到家裡作客，提起爸爸康純安當了慈濟醫學院的大體老師，王張金快便有了打算。之後到花蓮慈濟參訪時，在靜思堂看見一張海報，上面正好是慈大解剖學科安奉無語良師骨灰的大捨堂，她特地站在那張海報前面，請外孫女同時也是慈濟委員李黎鐘替她拍張照片。

「我以後就是要住在花蓮！」王張金快興奮有圖為憑，好像領到了入場券。兩個月後，在她八十七歲生日當天，兒孫滿堂，大家都說著讓老人家開心的吉祥話，壽星卻許願身後要成為大體老師，並要求兩個兒子同意代表家屬在她的捐贈志願書上簽名時，氣氛剎那凝結。

在生日大談死亡的不是無忌童言，也不是媽媽老糊塗，王張金快的決定下得很快，孝順的子女也無法違逆；倒是李黎鐘發現阿姨和舅舅頗有矛頭指向自己的意味，他們信奉天主教，直覺左右母親決定的可能是投入慈濟的李黎鐘。

事實上這背後關鍵是虔奉天主的康念慈阿姨。十六年後，在康念慈的送靈典禮，李黎鐘搭夜車從高雄到花蓮送康阿姨一程，才道出這段與宗教無涉的大愛故事。

話說當年身體健朗的王張金快，三年後如願捐贈，骨灰罈恰好與康純安做了鄰居。如果死後真有一個世界，告別兒孫滿堂的世間喧鬧，慈濟大學大捨堂堪稱一方樂土。

不確定何以這些阿姨、奶奶態度堅決，似乎沒想過身體會暴露在大庭廣眾之下被觀看，讓死後無用的軀殼奉獻醫學、利益社會，或許出自一貫的奉獻犧牲精神，她們可以連自身都沒有。

在靜思精舍有著「大體師父」稱號的德禪法師，每有會眾詢問有關大體捐贈的種種疑惑，大多由他解答。

「師父，我以後要捐大體。」

「家人都同意嗎？」

「就算他們不同意，我也要捐。」婦人的老伴沒意見，子女一再勸說：「媽，一定要這樣嗎？慈濟大體老師不缺您一個。」

「後事是家屬在幫忙處理，而且您知道捐贈之後的過程嗎？」

「割我，沒有關係！」婦人態度堅決，不久寄來遺體捐贈志願書，還代兒子簽了名。

代簽無效，「有時，想捐的人很快樂，家人反而不安。」德禪法師耐心解釋：「您是長輩，也要想到孩子可能背負不孝的罪名。您病了，他們盡心照顧不一定有人看到；您走了，沒有替您辦後事，街坊親友會知道。」

「師父，您幫我跟他們講，我一定要捐！」

「若有因緣一定捐得成。」法師請她再行溝通。

徵得家人同意，比自己填妥捐贈志願書更重要。因為往生時，一旦家人不同意或仍有爭議，慈大就不方便接受把遺體送來。

德禪法師在電話中為之釋疑的是俗家的母親，由於出家人不便主導俗家事務，捐贈大體成就良醫絕對是好事，但他認為凡事求得圓滿無礙最殊勝。

靜思精舍第一位捐贈大體的德恩法師，昔日為上人侍者，那場猛爆性肝炎來得凶又急，德禪法師記得當年竟一時找不到合適的照片當作四師兄的遺照。為此，他老早就準備好了。

「可是若您非常地長壽，這張照片——」

「那就不必瞻仰！」明快的作風抖落形式，只要身體條件符合捐贈就行。在這一點上，法師很清楚曾國藩教授不會接受關說。

改變世俗觀念的力量

曾國藩教授從臺大到慈大任教，不僅見證臺灣教學遺體來源跨越捐贈的時代，由於上人的推動，女性捐贈者人數大幅增加。

我在臺大醫學院教書時，很難有一位女性教學遺體，而醫學生未來在臨床也要服務占人口一半的女性。過去，東方女性基於對於身體的保守觀念，以往醫學院學生所能使用的女性大體只占百分之五。

自從慈濟推動大體捐贈，由於證嚴法師的弟子以女眾居多，包括他的在家和出家女眾弟子都捐贈，因此在已經捐贈的比例中，男性占百分之五十九，女性提高到百分之四十一；已經簽妥志願捐贈同意書的女性更是男性的兩倍。

慈濟人做他們所說的，上人沒有帶領師姊上街爭取自由，但是開發了女性的社會力量。

人死之後軀殼、性靈的歸處何在？即使從土葬普遍改為火葬，留下的骨灰置於何方？慈濟大學無語良師歷年在火化之後，部分骨灰入龕於大捨堂，其餘骨灰由家屬領回或委託學校管理放置在納骨塔。

二〇一六年六月，慈濟大學在花蓮慈雲山環保植葬園區啟用後，由靜思精舍法師引領家屬舉行聯合植葬，將四十七位等待植葬無語良師的剩餘骨灰回歸自然，而少數無法前來的家屬也有志工暫代圓滿儀式。曾國藩經常在演講中分享他對於這部分的觀察——

一般世俗民間，人往生後埋在土裡，家屬認的是那個墳；若把祖墳拿掉，後代子孫大概跟你沒完沒了，但是墳墓底下發生什麼事？不知道。土葬幾年後，一般要撿骨，將骨骸放在甕裡送到納骨塔。

在齊柏林導演《看見臺灣》的空拍圖，臺灣有限的土地上密密麻麻的墳地，對於祖先遺骸的那一分執著在心，使得我們對於自然予取予求。活著時希望有更大的房子和空間活動，死後還想爭一席之地。

肉體腐敗之後，我們建造繁華。除了亂葬崗，臺灣的納骨塔形形色色，外國人乍看以為是藝術建築，在臺北近郊山區有三棟相鄰高聳的建築物如別墅般，依宗教區分棟別。人們花三、四十萬甚至更多錢為往生親人買一個小格子，即使必須蹲下把骨灰罈塞進牆角的一個小格裡，只要把門關起來便以為盡了孝道、對得起祖先。

那個小格子又代表了一切，對往生家人的懷念都寄託在那個骨頭甕裡，那個東西神聖不可動。這就是我們對「死」這件事，很難看開也很難面對。這是社會上的事實。

而骨灰放在建築物裡經年累月，數量也愈多，家屬們認為心安，子女或許孫輩還會來看，但是現代人晚婚也不想生育，再往下一兩代，沒有誰會去看誰，久了也就忘了！哪天大地震或土石流一來，「你泥中有我、我泥中有你」認不出是誰，這才真正認了回歸自然。

也因為這樣，要我們善待自然與自然和平相處是很困難的。

慈濟大學自一九九六年首次啟用無語良師至今二十四年，自從模擬醫學中心開放給國內外科醫學會，包括慈濟體系的醫學生和醫師在內，每年八次模擬手術課程，一次使用八位無語良師，加上大三醫學生大體剖學課程每年啟用十二位，以逐年七十六位累計，儘管慈大供奉骨灰的大捨堂規畫三萬多個空間，有朝一日慈濟大學成為百年老校，未來又將形成什麼樣的校園景觀？

看淡生死、執著捐贈是捐贈者崇高的精神表徵，有沒有可能全面地以趨近自然環保的永恆紀念，取代現有的物質形式？在曾教授無語良師的教育願景中，某些想法逐漸成形……。

〔註〕參考《慈濟月刊》第二八五－二八六期，一九九〇年九月出刊。

呂文義老師——

掛了還一路玩

曾國藩教授口中八成的大體捐贈者來自慈濟人，呂文義師兄是早年護持上人創辦慈濟醫院相當得力的智囊團「推動小組」成員之一。在他的大體啟用典禮，乍聞國內頂尖的醫療團隊將在他身上進行最先進的術式模擬，家屬的情緒很激昂！

不像電影《一路玩到掛》（*The Bucket List*），兩個罹患癌症的男人甩開醫師、離開醫院，在臨死前不斷旅行，想讓自己活得精彩而不留遺憾；呂文義這個男人作法相反，他是「掛了還一路玩」！

冒險旅程是死了以後才開始的。

起先呂文義的太太和一對子女也不知情，直到二〇一六年十一月，在花蓮慈濟大學模擬醫學中心的「無語良師」啟用典禮前夕，與來自林口長庚醫院整形外科團隊見面，他們才知道他已經準備「登機」，展開一趟壯遊！

「謝謝呂老師能來，成為我們手臂移植團隊的第一位示範。」林口長庚醫院整形外科蕭若君醫師代表院方感謝無語良師和家屬。

像是機艙廣播，機長歡迎大家參與這趟旅遊，目的地已經很清楚。

生命到頭的奇幻之旅

「呂文義本來想捐器官，那就會捐給當時住院的林口長庚醫院，後來捐贈大體，沒想到打電話聯絡家訪的還是長庚的醫師。」太太吳淑貞說她一開始以為聽錯了，「我們不是捐給慈濟大學嗎？」

慈濟大學模擬醫學中心自二〇一〇年開放給國內的外科醫學會，操作醫師必須親自拜訪無語良師的家屬，以了解其生平事蹟。此次模擬手術課程結合臺灣整形外科、美容外科、顯微重建外科醫學會等，其中林口長庚醫療團隊特別針對手臂與全臉移植手術進行臨床解剖的探討，才會出現這段小插曲。

「這是重頭戲！」蕭醫師說，國內器官捐贈移植雖然相當普遍，但手臂和全臉移植手術，全世界也只有四十多例。因意外而失去手臂的人，除非進行異體移植，目前只能以義肢或美觀肢體替代；也有病人裝上造價昂貴的機械手臂，細部功能性較好，但保養維修昂貴加上穿戴不容易，遭受嚴重截肢的受薪民眾普遍難以負擔。因此異體移植手術——將捐贈手臂移植給斷手的病人——帶來新的希望！

二〇一四年，全球手臂移植七十多例，而高雄長庚醫院創下亞洲第一例！該院手臂移植團隊為一名四十五歲、失去左手臂三十年的男子，成功地完成異體移植手術。在新聞曝光前的幾個月，病人的「新手」已經可以握起飲料杯。

這樣的「第一例」任誰看了不僅新奇，還有莫名的歡欣，代表著人類的希望！手術由整形外科教授魏福全指導、郭耀仁醫師主刀，除了感謝器官捐贈者，精湛的移植技術更是功不可沒！

在新聞事件過後兩年，林口長庚醫院手臂移植團隊來到慈濟大學模擬醫學中心，為移植做實戰前的演練，希望正式在病人身上移植的流程與細節可以更完美。

「魏福全院士也來了！」蕭若君醫師興奮地宣布。

魏福全院士是臺灣第一位榮獲中研院院士的外科醫師，榮膺被譽為顯微重建外科諾貝爾獎的HJ Buncke Lecturer Award，也獲頒象徵全球顯微手術重建醫學最高榮譽的「高帝娜講座獎」（Godina Lecturer Award），桃李滿天下，是當代最具影響力的整形外科大師。

原來領航「機長」，正是帶領長庚整形外科團隊讓臺灣醫療被世界看見的魏福全院士！

手臂移植手術的前「驅」

在魏院士的領導下，林口長庚醫院已在實驗室進行動物研究多年，包含臉部、肢體移植，以及抗排斥藥物的發展與免疫學機轉等，克服種種難關；也安排優秀的教授級醫師至美國約翰·霍普金斯大學取經，為發展異體移植做足準備。儘管移植之後的免疫排斥仍是一大問題，蕭若君醫師表示，透過魏、呂兩位良師的指導，可以先克服移植的技術。

「這個模擬手術真的很特別，呂老師對我們很重要！」蕭醫師向家屬說明，手臂移植必須將所有的神經、血管和肌腱都接起來，挑戰性很高。模擬手術由整形外科和骨科團隊合作，骨科固定骨頭，整形外科接神經、血管和肌腱，透過捐贈者的大體，在每個部位清楚做好標籤，按照標準流程進行模擬演練。

「以後如果看見新聞，就不只是一則新聞，而是爸爸也有參與。」女兒呂宜樺當時也感染長庚醫師這股冒險精進的精神，認為這件事情對爸爸的捐贈別具意義，她想像有朝一日與爸爸相關的新聞一定跟醫學進步有關，也算是幕後功臣之一。

沒想到林口長庚醫療團隊很快做到了！經過這次模擬手術演練，他們改善了手術流程中的不足，包括動線、標示與團隊安排等，隔年隨即完成臺灣首例雙臂移植手術。

「呂文義老師的出現，無疑是打開國內首例雙臂移植大門的鑰匙！」蕭若君醫師感謝無語良師提供模擬手術練習，這是成功移植手術的重要一環。

目前全球手臂移植已達八十多例，呂文義臨終前本來希望捐贈器官先救活人，雖然沒有如願，最終卻也間接與器官移植有關，而且是極富挑戰性的手臂移植；能讓國內首屈一指的整形外科醫師團隊在模擬醫學中心完成練習、造福後人，他的家人開心極了，學佛多年的吳淑貞笑說：「這就是因緣！」

「我們也會在呂老師的身上做臉部拉皮手術。」蕭若君猶記得在大體啟用前附帶一提，沒想到家屬的情緒很激昂！

「拉皮好，會讓他變帥、變年輕！」呂宜樺喜孜孜地告訴長庚醫療團隊：「我爸爸喜歡冒險，創新手術最好，他應該會喜歡這樣的嘗試！」

「他敢衝，什麼沒做過的事都想做！他開車喜歡走沒走過的路，也因為這樣，有時也會不小心開進洞裡。」吳淑貞說著不禁發笑，兒子昊叡也在一旁點頭應和。

家屬的豁達令醫師感動！蕭若君指出，無語良師所教導他們的不僅僅是拉皮手術；事實上，團隊更進一步研究臉部移植的細節與神經解剖，目前臺灣還沒有全臉移植的個案，因此在模擬手術可累積難得的經驗。

在無語良師啟用典禮的前一夜，家屬與操作醫師共聚在花蓮慈濟靜思堂，這是他們繼家訪之後再度見面。在茶敘時間，林口長庚醫院整形外科蕭若君、顏琤嬑醫師向呂文義的家屬說明翌日即將進行的移植手術細節。有別於在醫院術前與病人和家屬溝通，字裡行間的細節代表的是年輕醫師們對於呂老師的感謝。

延續生命熱情與冒險精神

呂文義因為切除胃癌，女兒宜樺事先打電話詢問慈濟大學解剖學科，「我爸爸沒有胃了，可不可以捐大體？」得知二〇一六年十一月這一梯整形外科醫學會將不會使用到腹腔器官，因此很幸運捐贈大體。

宛如抽中大獎，「臭皮囊可以用的要讓人家去使用，這是廢物利用、資源回收。」吳淑貞感謝醫療團隊成就先生的遺願。

難得操作醫師對於這位抽中大獎的無語良師認識這麼多。在無語良師的行誼介紹，蕭若君醫師代表團隊介紹呂文義老師出生在桃園，中興大學畢業，是個優秀的專業經理人。

「事業讓他在臺海兩岸奔波。一九八四年皈依證嚴法師，投入建院募款。慈濟醫院建好之後，他又親近寬謙法師，護持覺風文教基金會，護教不遺餘力。

在他確診胃癌之後，思考了一個晚上便重新振作，認為只要一覺醒來就賺到一天，他投入志工、參加路跑，積極正向面對疾病，儘管一次次的治療結果不理想，他也不氣餒。

二十幾歲罹患糖尿病，當時他就希望日後捐大體給醫學研究；臨終之際，當意識逐漸不清醒，家人確認他仍有捐出身體的意願。」

「了解他的為人，他這麼好，值得學習。」蕭醫師說，她當年就讀醫學系並不知道大體老師是誰；在慈濟認識這位老師不只是醫術的學習，他的熱情與冒險精神，透過家屬的描述更能感受他生前真實的樣貌。

呂宜樺感謝醫師的家訪，使得爸爸的行誼讓更多人知道，同時也讓他們知道正在積極開展的手臂移植手術，爸爸的捐贈等於參與了偉大的實驗。

那個死去當時讓群醫束手無策的病人，掛了還能一路玩——去世半年的呂文義，遺體經過急速冷凍保存還相當新鮮，他仰頭張開雙手歡迎醫師們開進他的臉和手臂去探險。

「我們感到滿足，雖然也會不捨，但是我們選擇祝福。」呂宜樺說。

生者道不盡的思念

捐作模擬手術，無語良師往生八小時以內必須送到慈濟大學，許多親友未及通知，因此在啟用典禮瞻仰遺容時，得以見最後一面，正式道別。

模擬手術短短五天，傳統喪葬習俗的入殮、守靈、告別式、火化、入龕等，繁瑣的儀式濃縮在課程的第一天啟用、以及最後一天的送靈典禮，親友相聚為伴前來送行，話題始終圍繞著往生者。

呂文義的妹妹想起哥哥自小活潑，也因此經常受罰。有一次他到井邊取水，在那爬上爬下，一不小心掉進井裡，哥哥在井水裡面應該和汲水的桶子一樣載浮載沉吧？幸好大人趕忙去救他。

女兒記得爸爸說過小時候活潑好動、經常惹禍，也鬧出不少笑話，家人在典禮之外的追憶笑語不斷；而太太還是說起了思念。她夢見先生和以前一樣，一進家門就鬆開皮帶、領帶，卸下生意人的姿態朝她走來。

「我又瘦了，剩下二十七腰（二十七吋）。」

「因為你不好好吃飯啊！」她說。

吳淑貞擅長素菜料理，經常在佛教道場的大寮幫忙，可惜先生為了讓家人過好的生活，經常獨自奔波在外。他一個月總有三分之二的時間不在臺灣，與家人聚少離多，更不太有機會在家吃她做的菜。

「呂文義這個人老少咸宜！」吳淑貞笑說，先生待人處世圓融大方，人緣又好，他們很早就認識，阿嬤一看見他直接認可此人可以招來做孫女婿。

呂文義喜歡廣結善緣，年輕時協助證嚴上人建院募款，也是「推動小組」智囊團之一。這群社會的青年才俊運用人脈、整合資源，動員志工舉辦大型義賣會，號召愛心挹注龐大的工程款項，才能眾志成城完成一座佛教醫院。

他生前一直有個願望，就是在花蓮蓋房子和家人同住，病中還在想著如何回報上人。

「沒想到最後是以這樣的方式回到花蓮定居，一個人住在琉璃罈裡面……。」吳淑貞的笑容浮現一絲感傷。

「就當他又出國了！」她說。

看淡生死的豁達

在呂文義火化入龕之後，隔年五月，吳淑貞與子女首次出席無語良師追憶音樂會，他們笑稱是「資淺」的家屬。

「捐大體是生命最後的另一種選擇。有些親友很疑惑，覺得這樣做是否正確？爸爸的手足來看了之後，肯定這是人生謝幕的一個良好選擇。」呂宜樺肯定爸爸捐贈大體是對醫學進步和醫病關係的期待，還有力行對於慈濟生命教育的傳承。

幾天前她進入模擬醫學中心網站觀看無語良師的生命故事，「生命的價值不會隨著生命消逝，只是轉成另一種形態存在，隨著學生的學習存在他們身上，在未來行醫的過程中，可以想到老師的無私和慷慨，再轉換成另外一種形式的愛回饋給社會，這也是無語良師捐出身體的初衷。」呂宜樺感謝醫學系學生用心籌備溫馨的音樂會，讓她感覺好像多了很多兄弟姊妹，一起愛著她的爸爸和無語良師們。

悲傷不只是悲傷，情感與理智揉雜的情緒最後如鐘擺效應達到了和諧。

「身體只是個臭皮囊。」雖然學佛多年的吳淑貞感嘆死亡必然帶來身體的腐敗，萬般留不住；但也因為在慈濟大學有一個人敢於反對這個定律，才能在死亡面前爭取到一點時間，讓大體捐贈者得以不壞肉身奉獻給醫學，因而實現了願望！

林齊老師——

促成百對佳偶的媒人婆

強聖嬰年本應出現的暖冬，從十二月下旬接連襲來一波波霸王級寒流，極端低溫催白了山頭，平地六百公尺也下起了冰霰。氣溫愈低、人心愈熱，島民四處追逐難得一見的銀白世界，瘋狂拍照上傳網路。

在特別的日子，有人歡樂也有人哀傷，陳秀蓮與母親林齊此刻正在經歷生命最寒冷的冬天……

八十七歲的媽媽二度中風之後意識不清，完全仰賴他人照顧，她的眼睛不再睜開，窗外的景致再美都無緣見到了。秀蓮俯看病榻上熟悉的母體——那個將他們八個手足帶到世界的母親，滿頭華髮、皮肉枯槁，青春被子女吸乾抽盡而不再強大，僅剩的微弱氣息，這幾天尤其不穩定。

傍晚，母親看似安穩許多，秀蓮八點多離開醫院，不久接獲通知情況有異。她踅回醫院直奔病房，毫不理會護理師要她先簽病危通知書。

床上那張臉比她離開的時候更加蒼白了！她感到心慌。差不多就在同時，媽媽身上的生命監測儀器發出聲響，秀蓮盯著螢幕，看見上面的曲線很快歸成一直線——媽！媽……，一切來得太快！秀蓮掩面痛哭。

「我若走了，就把我送去慈濟大學做老師。」不知道哭了多久，她想起母親生前交代過。

「春梅師姊，我媽往生了！」打完電話，秀蓮還是六神無主，接下來的事情冉也想不起來。

范春梅是臺東慈濟委員，也是大體捐贈關懷志工。捐作模擬手術的大德必須連夜送回花蓮慈濟大學進行遺體冷凍處理，她穿上大衣跨上機車，才推開大門，一陣寒風直沁入骨，趕緊再加上一條衛生褲再出發。

晚間十點，救護車直奔林齊女士生前交代的最後旅程，在慈大完成捐贈，家屬準備回程已是凌晨三點。范春梅陪伴秀蓮冒著更深的寒意一路冷風蕭蕭，穿透黑夜……。

毫髮無傷，完成捐贈

「失去母親的痛，很痛！卻不知道哪裡在痛！」秀蓮不斷流淚，自從失去媽媽的夜晚，她的內心無人可以告慰。

「她一輩子未曾享福，都在成就別人。」秀蓮心疼媽媽因為爸爸早逝，她獨力拉拔子女長大；伯父、伯母也雙雙早逝，媽媽代替他們照料遺孤。

媽媽一直是個強韌的照顧者，秀蓮結婚生子也是媽媽替她做月子，特別是生老大，足足幫她做了四個月。即使年事已高，每當兒女有病痛，媽媽總是守護身邊。

「媽媽傷心送走自己的四個孩子，承受重大的打擊。」秀蓮為此而將媽媽接來同住，她不外出謀職就是為了多陪伴老人家。

媽媽膝關節退化，秀蓮將客廳空間改裝，便利她活動，街坊鄰居也會過來聊天。他們大多七、八十歲，有獨居或老夫妻，通常吃飯還能自理，秀蓮不時替他們買菜跑跑腿，家裡平常也挺熱鬧。

媽媽後來連續中風，身體偏癱必須臥床，脊椎開過刀的秀蓮無法單獨照顧，才將媽媽送到安養院，但她每天探望，幫媽媽洗臉、按摩、拍背、陪她說話，就和在家一樣，隨時注意著媽媽身體的變化。

安養院的環境很整潔，媽媽卻出現類似皮膚過敏的現象，她的臉局部焦紅，皮膚乾燥脫皮，臀部靠近尾椎的地方也有紅腫，腳上似乎也長出濕疹。

媽媽生前決定捐大體，秀蓮先生的二哥盧萬得也是慈濟大體捐贈關懷志工，特別吩咐如果因為褥瘡破皮或身上有較大的傷口，便無法捐贈。

「媽，你有捐贈的願，身體要保持得好好的不能有破皮，我們要一起努力！」秀蓮在媽媽耳畔叮嚀。

秀蓮徵詢熟識的中醫師，猜測媽媽可能是清潔劑過於刺激造成的過敏，建議以秀蓮栽種並自製的諾麗果酵素，稀釋後幫媽媽敷臉，再以葉片煮成湯汁放入噴瓶噴灑，改善環境空間品質。沒想到媽媽的皮膚差不多三天就恢復正常，往生時全身皮膚完好。

老人家生前患有糖尿病、心臟病，膝關節退化也開過刀，加上兩次中風長期臥床，能夠「毫髮無傷」捐贈大體，真是不容易！

得遇良醫，病人之福

林齊平日收看大愛電視臺，認同大體捐贈的理念，生前也與盧萬得談起這件事，她做此決定也是不希望身後麻煩晚輩，再說慈濟對待大體老師相當尊重。

在模擬手術課程啟用前的家訪，由於秀蓮和姊姊一個在臺東、一個住臺北，花蓮慈院泌尿科郭漢崇、江元宏兩位醫師與她們相約在花蓮。兩姊妹告訴醫師，媽媽捐贈大體也是為了回饋慈濟醫院。

林齊患有心臟病，在臺東當地就醫無法得到妥善的處置，一度感覺好像被醫師當作「實驗品」，於危急時轉送到花蓮慈濟醫學中心。經過心臟內科王志鴻副院長的悉心照料，終於解除心頭大患。

她也苦於膝關節疼痛，嚴重到無法站立和走路，曾赴北、高兩地求診。經過范春梅的介紹，在距離最近的慈濟玉里醫院施打玻尿酸，症狀即獲得緩解；之後決定手術，在花蓮慈院由榮譽院長陳英和主刀，結果也很成功。

「我們感受到好醫師的重要性，所以媽媽願意往生後捐出身體，培育更多良醫、造福病人。我想這也是媽媽對慈濟的回報。」秀蓮說。

從媽媽捐贈大體到啟用，秀蓮總是傷心哭泣；拄著拐杖的志工范春梅則陪在她身邊，站得挺直。事實上，春梅的髖骨動過手術，又裝有心臟節律器，在陪伴秀蓮喪母的這一年，更遭逢兒子因意外事故往生而捐贈大體，但是春梅並沒有被悲傷擊倒，還是不間斷地從事志工服務，成為大體捐贈家屬最好的依靠。

在無語良師的行誼介紹，螢幕上秀出林齊女士的照片，她頂著滿頭銀髮，穿著紅色旗袍。江元宏醫師介紹這名傳統農村婦女，脾氣好又人緣佳，學過裁縫的她，所有旗袍都是自己縫製的，特別喜歡紅色。她擅長說吉祥話，經常受邀擔任媒婆，促成百對以上的佳偶。

江元宏感恩家屬，特別是女兒秀蓮服侍患有糖尿病的母親，因為飲食營養調配得宜，才使得老人家身體硬朗，最後還完成大體捐贈的心願。

捨身捐軀，造福後人

與林齊同一梯次啟用的無語良師皆為女性，操作者來自三個外科醫學會，分別是臺灣泌尿科醫學會、口腔顎面外科以及增生醫學會。

「無語良師不是病人，而是我們的老師。」江元宏向家屬說明即將練習的術式是針對婦女尿失禁的「背袋懸吊手術」。

「尿失禁手術結果牽涉病人術後的生活品質，國際衛生組織要求必須由有經驗的醫師手術，但只是軟性訴求。」江元宏指出，這項手術只要二、三十分鐘就能完成，但是有些細節需要特別注意。

即使是江元宏的老師──泌尿科權威郭漢崇也謙虛地強調，尿失禁手術若是第一次沒有做好，病人必須再次手術，苦不堪言。他們感謝無語良師讓醫師練習，增加臨床經驗。

增生醫學會的成員包括骨科、復健科醫師，自二〇一五年開始和模擬醫學中心合作，醫師利用超音波輔助，練習以注射葡萄糖的方式，治療病人關節退化、筋骨痠痛等問題。

林齊生前因膝關節疼痛所接受的玻尿酸注射，就是增生療法的一種。骨科醫師在她的膝蓋關節腔打入玻尿酸，藉以保護軟骨，讓退化的關節炎得到潤滑。醫學會理事長、復健科醫師林家弘指出，增生療法可以修復受傷的關節、韌帶，但這項新式療法必須藉助實作累積經驗。

羅東聖母醫院復健科醫師羅思宏首次在大體老師身上練習，他將針刺進關節或頸部，做神經解套。他肯定模擬手術的練習，幫助醫師更準確掌握每一個注射的正確位置，讓未來的病患獲得更安全的醫療。

增生醫學會的醫師利用慈濟模擬醫學中心增進技術，也自二〇一五年開始花蓮慈濟醫院陸續舉辦義診，向東部民眾推廣慢性疼痛治療的新選擇，並直接服務像林齊這類苦於關節、筋骨疼痛的病人。

醫療技術的進步與人人息息相關。一般人或許沒有捐贈大體的觀念，但看病前大概都會打聽醫師的口碑。林齊生前所不欲、但往生後卻志願成為醫師的「實驗品」，就是希望幫助他們快速累積經驗，甘為病人受苦。

「媽媽捐贈大體不是為了自己的福利，而是希望造福未來的病人。」秀蓮說。

捐贈大體那天，老媽媽經歷風霜勞苦的身體封存在攝氏零下三十度的冷凍櫃，比去世時的氣溫還低！而女兒直洩而下的淚水宛如人間飄零的風雨，亦如一場瑞雪潤澤了早青的麥苗，讓醫界看見希望！

177　促成百對佳偶的媒人婆

李森佳老師——

一封偽造的情書

身邊的人只聽見他對女人說過一次「我愛你！」，他們卻相愛了一輩子；他捨不得讓她難過的方式竟然是不告而別，她簡直不敢相信！

他總是做得太多、說得太少，才教許多人禁不住想要代替他說……

一封情書被當眾朗誦，是男人寫給女人的。

你知道我卡閉俗，卡未曉講好聽話，一直歹勢講出心內話。

男主角沒有現身，正在朗誦的是個年輕的女人，她操著臺灣南部腔調的閩南語，情書是寫給名為つる（鶴）的女人——此刻她正坐在臺下，事先並不知道有這樣的安排。

每一次我惦惦看著你的時陣，其實有很多話想跟你說……。

男主角性情溫厚、真誠而寡言，這天為他而來的人都知道他的為人，稍早他們陸續到達便三兩成群，回顧著他的故事總總，從小到大，舊事都變得鮮活了，許多人的臉上浮現笑容。

男主角一開始便承認自己拙於辭令，深藏內心的愛語即將被公開，鶴的臉上沒有害羞的表情。她默默聆聽這位自稱是男主角「肚子裡的迴蟲」的女人，繼續朗讀他們之間的情愫。

一封信，道盡一生的思念

每一次遇到困難，不管我做任何決定，乎你多麼生氣，乎你受到多少委屈，你攏願意接受我的固執，站在我的身邊無條件乎我支持。

固執，這一點也沒錯。認識他的人絕對相信，有時想要婉勸幾句，卻見他執意不悔。他不曾為了自己的堅持而與人對立，每當想法不被理解或接受，他沉默以對，並且堅定採取行動。

關於這一點，鶴生氣也感到委屈過，最後還是無條件站在他這邊。

朗誦進行到這裡，許多眼神從臺前回到鶴的身上。她含目垂首，可能沉浸在回憶，也可能默念著愛人的名字——もり（森）。也許對もり的思念一度將她帶至遠方，幸好朗誦沒有中斷：

在我生病的這段日子，感謝你無暝無日照顧，乎我依靠；但是早上起來，一下子要吃中藥，一下子要吃早餐，一下子又要吃營養品，我知道這都是你的愛心，但我真的吃不下了。

森幾次告訴她不要再花時間為他料理食物，雖然它們極富營養。數十年來，每當森看完門診結束，鶴總是備好溫熱的茶湯飯菜，哪怕只是一盤炒米粉和她親自醃漬的泡菜，家常滋味總能滿足味蕾，讓他視為莫大的享受。

昔日跟著他到貧苦人家行醫義診，他看見老人家桌上的餐盤，便吩咐她下次記得帶些豆漿來給他們補充營養。營養的食物對病人一定有用，而她知道只要每天如常做著這些分內事，一切就可能不會改變。

「もり連這些都不需要了嗎？」直到森開始不思食，鶴才感到不安。

「放心，我會多陪你幾年。」森向她保證過。

他老實可靠又是醫師，對於身體的狀況有一定程度的把握，雖然被診斷出癌症時已經是末期，鶴相信他會信守承諾。

「他自己是醫師，也沒有看見他痛苦的樣子，應該是沒問題吧！」鶴想到，即使癌細胞轉移到腦部，森只是變得更安靜，與人應對時顯得有些鈍拙，但是他本來就不多話，仍不失為一名醫師的樣子。

配合專科醫師的治療，森不僅活過半年，期間他還繼續行醫，絲毫不把自己當作病人，時光倏忽過了五年，許多人都佩服他的毅力。

請原諒我無法遵守說過的話，再多陪你幾年。

那天早上，他一聲不響地走了，她沒想到他竟然會食言?!

「為什麼一句話都沒說就走了？你從來不會這樣……。」她知道他不會回答，連個抗議的對象也沒有了！

前一天晚上他們還一起收看大愛劇場《生命桃花源》，這齣描寫他們的人生大戲正好播放完結篇。當時她看著他，心裡默想卻不敢說破的是：莫不是等這齣戲演完，你也要走了？

她料得真準，卻還是希望他能先給個暗示；也許他知道，她永遠不可能為了他這次的單獨、單程旅行而準備好吧？

我的一生能如此圓滿，要感恩你；是你的牽成，我才能走入慈濟；也是你的陪伴支持，才能成就我圓滿的一生。

請不要傷心，你的期待和不捨，我都看在眼裡，我雖然不在身邊，但我的心永遠和你在一起。

我們夫婦多年，很多話沒有說出來，你也一定會了解我的心意，請你在未來好好照顧自己，依然堅持道心，與慈濟師兄、師姊跟著上人的腳步繼續走菩薩道。

臺上的女人已把信紙摺好準備結束，最後念出這封情書的署名：

永遠愛你的もり。

仁醫的生前與身後

二〇一七年十月二十九日，高雄岡山慈濟聯絡處為もり——李森佳醫師舉辦追思會。

「父親生性含蓄內斂，一句『我愛你！』，到了生命盡頭才對我母親說出口；而父親的慈愛與關切，總是深藏在期盼子女的眼神中。」大女兒李孟玲感嘆生命短暫，父親不擅表達情感，卻以身教傳授子女做人做事的道理；在癌末失能的情況下，仍以無比堅毅、忍辱的功夫面對病痛，自在、無畏地承受一切考驗直到臨終，可以說做了最完美的示範。

李森佳是旗山蕉農之子，家境貧窮，父母再辛苦都願意栽培孩子，他才得以翻身脫貧，成為醫師之後，基於對鄉親的體恤，特別是經濟有困難的病人，無法負擔就給予免費，或改天再來付也可以，這是他的慈悲。

「救人重要，賺錢不要緊。」李醫師的父母這麼教育他。

早年，李森佳在岡山鎮開診所，忙著替病人看病、開刀，難得假日與家人相聚，任何一通來自病人的電話，或是夜半樓下的敲門聲響，他在睡衣外面加件外套就起身應診了。

「我父親那時也是，緊急的時候我們電話一叫，李醫師和護士立刻來到家裡，等於是我們的家庭醫師！」鄉親們至今仍感念醫師的恩情。

李醫師在當兵期間留下一段佳話，他擔任軍醫替人看病，連休假也在為病人忙碌。一次他在路上看見有人身體不適，好心將對方送醫，院方卻要求他付醫藥費。他的慈心也許是別人眼中的傻瓜，但他樂此不疲。

退伍後自行開業，即使窮人求診，他總是看病優先。身為外科醫師，光是盲腸手術就讓他聲名遠播，擁有高明的醫術應該荷包早就賺得飽飽的吧？

開麵包工廠的老朋友游吉全記得當年，才三、四十歲的他們正在拚事業，四位好朋友一起去算命，算命仙形容もり的命是「雞公穿木屐」。

這是一句臺灣俗諺，「雞公穿木屐，仙趁嘛未好額。」意思是說，もり這輩子就算賺再多錢都註定不會富有。

同情貧病、熱心助人，讓他與財神擦身而過，卻贏得地方人士讚佩，說他是

「說得最少、做得最多的好醫師！」

善行義診走遍東部偏鄉

六十五歲退休後，李森佳與太太呂鶴相偕做慈濟志工，除了繼續參與人醫會到偏鄉為貧病者義診，他們荷起鋤頭在慈濟岡山園區的農場耕作，「以鋤頭代替高爾夫球桿。」李醫師形容那段與自然為伍，好像重回童年那段「蕉農之子」的時光，怡然自得。

二〇〇九年，七十二歲的李醫師接受證嚴上人的邀約到慈濟玉里醫院服務。「李醫師讓上人等了很久！他是上人需要的好人才、好醫師。」岡山慈濟委員吳佳霖指出，花東沿線長期缺乏醫師，李醫師才會決定重披白袍，奔波在岡山和玉里慈院兩地。

除了門診和值班，他偕護理同仁、志工開車上山義診，也協助改善病人的生活環境，許多人暱稱他「李爸爸」——這個高大的身影是他們最好的靠山。

而呂鶴陪伴先生往返玉里行醫的那幾年，身為慈濟委員的她總是利用週間空檔，盡責地在岡山志業園區服務，逢週五一早搭乘火車前往玉里，等待先生門診結束，他們開車返回岡山，讓他一路有伴。

不幸的是，二〇一一年李醫師罹患肺腺癌，發現時已經第四期。儘管如此，他仍然堅守崗位，因為花東縱谷還是很需要醫師。

「我們都在勸導病人、安他的心，當自己碰到情況，若是心安不下來，那也是不及格。」李醫師以此自律，很少顯露病苦，即使在妻子面前也是如此。

「八十歲的老醫師，出診兩千一百一十六場次，服務超過一萬三千多人，走遍東部偏鄉部落，足跡累計十八萬四千多公里，相當於繞行臺灣十六周以上……。」二〇一七年八月十一日，李森佳醫師夫婦連袂出席玉里慈濟醫院與大愛電視臺共同為他舉辦的「感恩音樂會」，與會者透過大愛臺影片紀錄，跟隨那一身白袍穿越山嶺，穿梭一戶戶病人家中關懷。

抗癌五年，他那時上下車已經需要旁人攙扶，但他希望臨走前能再上山看看那些老病人。自知也許會早一步先走，既是珍重道別，也告知日後責任將交託給其他醫師。

回到岡山老家，當地擁有三、四十年歷史的社團「高雄市岡山大專青年協會」於「岡大匯館」為李醫師舉辦分享祝福會，感謝他對地區的醫療奉獻。由社團菁英創辦的岡大匯館，被期許以在地「誠品」書店的模式經營，除了是一家餐廳，也經常邀約在地作家及音樂愛好者開辦講座和演唱。李醫師無私奉獻的一生，不失為一道亮麗的人文風景。

在他生前和身後，人們三番為他舉辦感恩音樂會、分享會、追思會，那一分的不捨與感念，像一齣成功戲劇落幕時，演員被觀眾熱情的安可聲音包圍，希望他下次再來。

換個身軀，乘願再來

「李醫師對人的好，很少用嘴巴說，而是身體力行。」吳佳霖在追思會道出一段封存四十年的記憶。

那是醫院舉辦的員工自強活動，她在遊覽車上暈車，李醫師覺察，及時將她吐出來的穢物用雙手捧個正著。

「當時我看見李醫師的臉就跟平常一樣，不覺得有一點點……」吳佳霖找不到足以表述的話語。

「他不是好醫生！我想照X光，他卻不答應！」吳佳霖難得聽見病人抱怨，那時尚未實施健保制度，李醫師認為病人的情況不需要做這項檢查。

「李醫師是怕你多花錢！他是好醫師，只是不太笑也不會表達，但是他是為你著想。」她代向病人解釋。

「換新的！」孟玲也在追思會提到爸爸在八十歲，也就是最後一個生日當天許下這個願望。

「難道是想再換一部車子？」子女們猜不透，當時爸爸並不需要一部新車啊？後來才知道他指的是證嚴上人開示中經常提到的：「換個新的身體再來！」

他早已決定捐大體，當狀況不穩定時，家人事先打電話向慈濟大學解剖學科詢問，遺體處理人員表示，在九月九日大三解剖學課，以及九月十四日的模擬手術啟用前，兩者的儲存空間都已經「滿位」。

李醫師捐贈的心願是否能實現？決定於往生日期；若是「去」得太早，恐錯失因緣。所幸，他等到自己的大愛劇場《生命桃花源》落幕隔天，九月十五日的早上圓滿一生，如願成為模擬手術的大體老師。

「上人說，一個人要有『願』承擔，才能做得長久。」吳佳霖肯定李醫師不但做到生命最後一口氣，而且是捐贈大體全身奉獻。

李孟玲在父親生命最後的一個月用心閱讀佛典，才明白父母所走的是「菩薩道」，對於眾生的無私大愛已然超越親情小愛。然而，父親安詳離世是難得的善終，卻教母親留下遺憾。

「他走的時候，都沒有跟我說什麼。」呂鶴為此感傷日久，更苦盼不到良人再入夢中來。

「如果有，希望他跟你說什麼呢？」

「至少他可以告訴我：我要走了！他以前都會這樣做。」

「也許這句話，他無法說出口，才不願和你『相辭』吧？」聽見旁人的安慰，呂鶴難過地低下頭。

子女深知母親的心情，在岡山聯絡處的這場追思會前一天，小女兒孟芳才會代替父親寫封信，當眾朗讀了這一封「偽造」的情書。

李森佳醫師夫婦是小學就認識的青梅竹馬，長大後，「親戚介紹，個人愛慕也有。」李醫師在眾人面前靦腆地告白過。夫唱婦隨、牽手一生，儘管「我親愛的水某」這樣的甜言蜜語不像是他說話的風格；也或許在他走後，如果他有知，應該不會反對小女兒的說法。

「他若是要走，也要讓他自由飛啊！」呂鶴曾經嘆了口氣，願化傷痛為祝福。

「雖然不捨他的離去，懷念曾有的回憶，也應該歡喜迎接未來。相信父親也希望我們放下執念，提升生命的意義。」李孟玲相信父親即將乘願再來，也感恩大家的扶持，讓父親的生命畫下完美句點，也讓家眷在喪親中勇敢走下去。

「雞公穿木屐」的李森佳醫師，雙手盛滿慈悲而不是金錢，就在他病倒時，臺灣醫界正在熱列討論住院醫師的工時是否應納入勞基法。

他的醫者風範在當代並非絕無僅有，但在日後是否將成為絕響了呢？

王宏珠老師——

用辦喜事的心情送走另一半

他不是「歹子」，只是一時「放蕩」，沈迷於賭博終致債臺高築、散盡家產，後來發現人只要有個溫暖的家便足夠。他在重病住院時依然心繫慈濟環保站，這位全年無休的「站長」以電話指揮若定，當志工是他畢生最認真做事的時候了！

「王宏珠老師自小不與人爭，長大後的他為人海派、交遊廣闊，因為替人作保加上迷上賭博，他所積欠的債務愈滾愈大，各家銀行催債，也有債主討債，使他不得不賣掉家產。」二〇一八年六月，慈大醫學系五年級吳承鴻在無語良師的啟用典禮述說王宏珠的生平。

迷途知返，才教人生下半場轉換成醫學生口中所說：「投入慈濟環保工作，從開回收車開始，老師透過身體力行，愈做愈歡喜，甚至三百六十五天都不休息。」

吳承鴻提及無語良師在二〇一七年接受心導管手術後，身體每下愈況，在年底一次吐血之後反覆就醫，期間卻仍繼續做環保，「即使在加護病房也以電話遙控環保站未完成事項。」

王宏珠心心念念著環保站，太太蘇秀嬌不曾見他如此認真看待一件事，昔日在家族事業上班得過且過，當志工既未領薪還自掏腰包，他卻做得很歡喜。即使在病況不明朗時，重回環保站繼續當志工是他最堅定的心願。

儘管無語良師的生平行誼旨在「歌功頌德」，當慈大醫學生登門造訪，臺南慈濟委員蘇秀嬌並不隱瞞先生年輕時那段「非良人」的時光，更感佩他人生最後讓家人引以為傲！

解剖學科曾國藩教授認為，透過大體老師的生平行誼報告，每一位無語良師都提供了不同的人生故事，成為醫學生最好的生命教育。歷屆以來，他見過極少數的無語良師沒有家屬代表來，就算家人來了也不肯太靠近。

「為什麼一個最後願意捨身體的人，家人反而遠離呢？可能是年輕時欠缺家庭責任而傷害了家人，家人一時無法諒解吧？」曾國藩說，當醫學生遇見這樣的情況，尤其會覺得無語良師很可憐，再看看其他組別的老師，家屬圍繞身邊依依不捨，學生往往哭得比在場的家屬們還傷心！

即使看似負面教材，曾國藩認為同樣富有意義，警惕學生不要犯下同樣的錯誤。在家訪面對家屬複雜的情緒和期待雖不容易，卻是日後成為醫師應具備的能力之一，這正是讓他們提前練習的機會！

遠去時，看得更清楚

「這一張是他年輕時最帥的，如電影明星咧！」

「我師兄忠厚老實，不會耍心機。」

「我一直到現在還是想不透，為什麼他不是我理想中的，我卻嫁給他，他說當年相親也只有看到我的腳而已。」

秀嬌在醫學生家訪過後的某一天，沿著舊相簿走回昔日與宏珠為伴的年輕歲月，笑說兩人曾經聊起相親那一天，「他說他只看見我的腳真媠，我就問她：難道我的臉不媠？」秀嬌向來帶點嚴肅的臉上彷彿又被宏珠逗笑了！

彼時的純樸、害羞造就了一段姻緣，結髮四十五年並不算短。每當訴說往事，活著的人從死去的人那裡保留一些記憶，逝者便從家人那裡帶走一絲悲傷，宛如彼此保留著「信物」，在任何時空下不曾或忘，總能辨認出來。

宏珠性情好、度量大，做事細心也有耐心，只是秀嬌忙於柴米油鹽，加上為他還債的壓力，無暇仔細欣賞對方；直到他走後，過去不曾表白的情感一旦有了聽眾，宛如得到見證。

「兒子也很愛他們的爸爸。」秀嬌從頭到尾不曾說過「愛」字，卻教人聽出心思。

「我是用辦喜事的心情送走他的！」她這話聽起來不符合常理，卻所言不虛。

宏珠與秀嬌這對歡喜冤家的故事，秀嬌這麼說起——

如果宏珠還在的話，會是個很好的伴。結婚四十五年來，直到最近十年才覺得他是自己的「另一半」，而不是個好像長不大、沒有責任感的人。

那些準備在宏珠身上做模擬手術練習的醫學生來訪問時，我將宏珠的許多事情都說了。我這個人很坦白，好的或是不好的事我都會講。

宏珠是個脾氣很好的人，他不是「歹子」，只是愛賭博，讓大好的青春都「放蕩」了，幸好跌到谷底還知道要改變。

最早是我去拿慈濟遺體捐贈志願書，他和兒子都不同意幫我簽字，我也不能勉強。後來他投入慈濟環保志工，當我再次提議，他同意一起簽志願書，這樣一來，我們兩人的後事可以交代給兒子了。

認分持家，警告良人

秀嬌那一輩的女人，很多還不知道「愛情」的滋味就已經被套上婚姻的枷鎖。可能「愛情」來過，但是那種猶似愛戀的滋味不會持續太久。

二十二歲時經人介紹，認識大我三歲的宏珠，一開始我就知道，套句現在的流行話那叫做「他不是我的菜！」有人問我喜歡哪一型的男人？要我舉個明星或是演員，我想到了一個人。

當初終身大事幾乎都是長輩決定，男女生只要相親「對看」過後，頂多約出去見面幾次就被定義是「在交往」了。除非發現對方有嚴重的人品問題，否則長輩會催著趕快「看日子」。

我是獨生女，在家排行老大，下面還有兩個弟弟，父母對我們十分疼愛。國中畢業後，我從臺南到臺中學裁縫。

「今天穿漂亮一點！」到了適婚年齡，每次回家媽媽若是這樣交代，我就知道他們又替我安排相親。平日我喜歡穿著襯衫，和宏珠相親那天，雖然媽媽特別提醒，我沒有特別打扮。

宏珠家的經濟條件不錯，兄弟都在父親開設的店鋪幫忙。見過面之後，因為他在臺南工作，就說要跟我通信。他的字體很漂亮，文筆也不錯。

我們有時約會，頂多到高雄去看他妹妹，相處的時間不是很多，宏珠真的不是我喜歡的類型，我也隱約覺得他好像有什麼事情瞞著我，說不上來的感覺，總之我無法很篤定託付終身。不過也一直看不出哪裡奇怪，通信一年左右我們就結婚了。

婚後，我做家庭裁縫，每天踩著縫紉機替客人量製衣服，一天天過去了，日子過得很平常。一天，阿爸突然騎著腳踏車出現在我家門口。

娘家在隔壁鄉鎮，阿爸這一趟路專程趕來，我看見他額頭冒出豆大的汗珠，不知道發生什麼事。

「阿嬌，你欲去抓嘸？」他氣喘吁吁地說：「咱蘇厝寮的人看見宏珠在一個地方賭博！」

看著阿爸的表情，他特地騎腳踏車趕來通知，一定是要我趕快採取行動，能不去嗎？我騎著腳踏車跟在他後面。

「怎麼抓？男人聚賭，我一個女人出現，大家一定很尷尬。我該說什麼？」那時的我還年輕，第一次遇見這種事，就算再有理由，在那些賭徒眼中大概只會認為我這女人無理取鬧吧？

我不想鬧事，只是去現身一下讓宏珠看見我，他應該就知道接下來該怎麼做了。一路上我騎得飛快，車輪在轉，我的頭腦停不下來，我告訴自己必須冷靜。

原來宏珠婚前就好賭，他的薪水幾乎沒有拿回來養家，就算他偶爾贏錢，也總是「奉陪到底」，直到身上的錢又輸光，甚至欠了賭債。

他下班後經常去賭博，婚後因為我做裁縫也有收入，我不會為了他沒有拿錢回家或是晚歸和他吵架，我也沒向人訴苦，包括娘家在內。

「宏珠在家嗎？」大哥白天打電話到家裡，他在公公的工廠負責管理。

「他去上班，早就出門了啊！」我覺得奇怪，如果是路上發生意外，一定會有消息傳到工廠或家裡。他沒去上班，大哥一聽就認定一定又是去賭博，非常生氣。

「把賭博當作消遣沒關係，下班後再去賭我不會管；但是你不應該在工作時間去賭博！」我向宏珠提出警告。

別人說我有度量很能容忍，事實上我只是不希望宏珠的行為遭受指責，況且妯娌之間難免也會暗地比較。我無法忍受宏珠被自家人瞧不起和閒言閒語。

愈潦愈深，輸光家產

宏珠似乎不太了解秀嬌，她自小有志氣，該做的事情一定會先做好，無法容許被人批評數落。得知宏珠再次溜班賭博，這可犯了她的大忌！

顧不得身懷六甲，我打聽到他們聚賭的地方，直接就過去「掃桌」。「你給人家掃桌，不怕被打？」宏珠事後跟我談，我才不相信那些男人會毆打一個孕婦！但他說：「若是有人正好快要贏錢了，被你一掃，會多不甘願啊？」他說得沒錯，可是若真的有錯，那也是他引起的。

婚姻生活不再平靜，但我是個理性的人，只採取冷戰，兩個兒子從小到大沒有看見我們夫妻吵架過。

男人夜不歸營，除了賭博也可能外面有了女人，「除非讓我親眼看見，否則一概不算。」我謝謝好心人的提醒。

我每天努力踩著縫紉機替人做衣服，一心想要賺錢，十元、百元累積一個數目，我就去存起來；也和親友起會、以錢養錢，為的是計畫蓋一棟樓房。

蓋房子是多大的事，我沒有要求宏珠拿錢幫忙，誰知道他竟惹上大麻煩！「三嫂，宏珠向公司借了一百萬，是不是要幫你蓋樓房？」負責公司財務會計的小嬸問我時，我嚇了一大跳。

「什麼時候借的？他沒有拿給我。」宏珠出借的那一百萬難道是欠人賭債？回想幾天前他下班回來臉上出現瘀青，告訴我是工作時不小心摔倒，我沒有起疑。之後問起一百萬的事，我才知道他遭到地方流氓勒索。

「樓仔厝砌那麼大間，怎麼可能沒錢?!」他們一開口就要一百萬。

「要是他們向我要一百萬，我絕對不會給，反正我只有命一條！」我強悍地告訴宏珠。我氣他缺乏骨氣。

他沒有什麼脾氣，遇到衝突可以示弱，甚至向人示好，反正沒事就好。後來我收看大愛劇場《草山春暉》，終於可以說出我喜歡的男人類型，就是飾演高明善師兄的那個演員。

那人眉宇間有一股英氣，雖然長相不算英俊，可是在我看來很「性格」，我喜歡性格的男生。宏珠如果是像他那樣的人，應該也不會白白送人家一百萬！

宏珠被敲詐一百萬加上欠了許多賭債，已經沒錢再去「翻本」，而且必須躲著銀行和債權人的催債。躲債期間，我沒有要求他出去工作，他自己想到的賺錢方式和他既有的本領有關，說出來可能大家覺得很好笑。

他很會賭博、打麻將，贏錢不知收手才會輸得精光。朋友介紹某個熟識的人在屏東一處釣蝦場開賭場，介紹宏珠去那裡當「槍手」，專門替人家賭博，不負責輸贏，只要賺錢就能分紅。

就這樣，賭博變成他暫時的職業。債務主要是我在還，那時我二十多歲，想到若不替他還錢，我們的房子可能被拍賣，有時一個月替他還上兩、三萬，他一個月薪水也沒有這麼多！

蓋房子還有貸款，我還到最後沒辦法了只好放棄，人家來查封房子，連從家族所分得的土地也都賣了！宏珠說，如果債務能打平，他絕對不會再賭了！

投入環保，身體也回收

秀嬌走進佛寺祈求平安、幸福，接觸慈濟，證嚴上人的開示讓她體會學佛不是求佛，應該自利利他，她希望宏珠也能一起做。

那時的我已經開始親近佛教，常到附近佛寺拜佛、誦經、布施、為祖先超薦。有一天我在那裡遇見娘家母親，阿母說她在做慈濟環保志工，約我一起去花蓮靜思精舍尋根。

本來我走佛寺也是希望得到心理上的平安和清靜，接觸慈濟之後，我覺得到佛寺拜拜只是在為自己求，慈濟的證嚴上人教我們去幫助別人，我認為利益眾生很好，所以後來專心做慈濟，更希望宏珠可以跟我一起做。

「眾生共業，每個家庭也是這樣，我們家要好起來，光靠我一個人也沒辦法。」我常勸宏珠跟我一起行善改變家運，在家我也經常收看大愛電視臺，上人的開示或大愛劇場的故事，我也會說給他聽，希望他有機會接觸到善法。

有一天，環保站缺司機幫忙開環保車載回收，我跟他開口，沒想到他居然答應幫忙。他就是這樣進來慈濟的。

自從宏珠做環保，他在環保站每天固定負責倒垃圾，替志工送午餐便當，做到連兒子請他出去吃飯他也不去了。全年無休，比過去在家族工廠做事還要認真。

我本來不放心大家公推他負責環保站，擔心他會做不好。沒想到他做得很起勁。他學商，環保回收物變賣所得，他記帳一清二楚，很仔細也有耐心。即使後來生病住院了，還是以電話聯絡確認例行的工作，心心念念要再回到環保站繼續做志工。

雖然他最後離開我們，也無法繼續在環保站做志工，但是他讓無用的身體回收再利用，相信這個價值也是他一輩子認為最珍貴的。

啟用典禮之後，每次當我看著和醫學生合照的相片，在宏珠身上練習的有慈濟大學的承鴻、宜佳，還有新加坡國立大學的巧嫣。他們就像我的孩子，尤其我們沒有生女兒，宜佳和巧嫣就像是我的女兒。

模擬手術課程結束後，他們已經到醫院實習，我覺得很欣慰。宏珠帶給他們不少的成長，我真的是用辦喜事的心情送走他的。

說不定有一天我會想去新加坡玩，到時候也許可以去看看巧嫣，那時候她應該是一個很有經驗的醫生了。

我希望他們都成為好醫生！

黃久芳老師——

死亡開啟的美好相遇

失去家人的痛與家人捐贈大體無關，儘管大捨聖化了生命的意義，家屬依然遭逢喪親悲慟，必須經歷才可能轉化與昇華。

穿著白袍的夏毅然隨著送靈隊伍，將無語良師從解剖學科追思堂送到校門口，這段路不過一百多公尺，董美伶當年也循著這條路送走媽媽黃久芳，記得送靈典禮的時間很長，長到足以讓她將媽媽的一生想過一遍……。

「這也讓我看清楚，要完成人生必須經歷的一個過程，那就是——死！」美伶瘦削的臉上流露一股堅決，望向遠方。

距離送靈已過兩年，同樣的一條路如今倒著走回來，死亡陰影不見了！這兩三年暑假，美伶都從美國回來，到慈濟大學的「大捨堂」看媽媽。她踩著輕快的步履走在六月午後的陽光下，和十來歲的女兒以及她的美國同學，三個女生提著沉甸甸的豆花走進模擬醫學中心。

「純樸師兄！」她遞上點心，也熱情地問候一旁的「歐媽媽」庭芳，以及正好經過的陳鴻彬。鴻彬乘機說好想念她之前分享的咖啡豆。

正值模擬手術課程期間，看著張純樸、歐庭芳、陳鴻彬等工作人員都正忙著，美伶不敢久留。小小的模擬醫學中心，牽繫著溫馨而微細的情感網絡，經常有家屬像她這樣推開大門回來「探班」，話家常或談心敘舊時難免落淚，但他們知道這裡的工作人員都懂。

尊重與思念，讓家屬回來

從喪親到替家人完成大體捐贈，從啟用到火化入龕，無語良師的家屬至少經歷半年到三、四年不等的等待時間，加上每年五月都會受到邀請回花蓮參加追思音樂會，他們對於慈濟志工以及工作人員給予的關懷陪伴和協助，不曾或忘。

在傷心失落時，有人「接住」他們；而思念，經常將他們帶回來。

「不只是回來看媽媽。」美伶說，還有她對花蓮和慈濟的情感，也是讓她每年回到花蓮慈濟的原因。

天氣正熱，美伶和孩子帶來的豆花沁出水滴，純樸趕緊招呼參與課程的醫師共享點心。第一個走出來的是臺北慈濟醫院牙科部暨口腔顎面外科主任夏毅然。

聽說美伶是無語良師的家屬，又從美國回來，夏醫師滿心歡喜讚歎：「無語良師捐大體——捨此身、教醫生、救彼身！」說完合十道感恩，美伶也深深鞠躬。

夏毅然解釋，這句順口溜不是他的創作，是在模擬醫學中心牆上看到的。

「外國學者來了也是說，他們在全世界找不到這麼尊重老師的一連串人文活動。他們在自己的國家，包括臺灣醫師到國外學習，這類課程都只有臨床而沒有人文活動，沒有家訪、啟用和送靈。」

「他們覺得慈濟能從家訪、啟用到送靈，然後……。」夏醫師侃侃而談，美伶竊笑搶著說：「還有家屬繼續回來『騷擾』，哈哈哈！」

「沒有沒有，家屬也回來緬懷已逝的家人，真的是很不可思議的過程和故事。」夏毅然被逗笑了，連忙補上真正想說的話。

「謝謝醫師成就我們的心願。」換成美伶合十鞠躬，她的眼眶濕潤，流露些許不同的情感。

「我以前在國外做過一個只有頭顱的，感覺背後好像是個『謀殺』，否則為什麼身體沒有了？」夏毅然猜測，或許那人的身體是別科醫師在使用吧？

「都是用錢去買軀體，看你要用頭、頸部或是哪裡。」夏毅然的話題好像把醫生這個職業往肉攤老闆那裡靠了。

「如果身體是會被分開的，那就不敢捐了！」董美伶發出銀鈴般的笑聲，也揮去一分鐘前的情緒。

媽媽篤定做大體老師

媽媽黃久芳是臺中慈濟委員，二〇一六年捐贈大體，隔年春天於模擬手術課程啟用。爸爸中風三年，媽媽傾注心力悉心照顧，沒想到二〇一六年夏天發現罹患癌症末期。確定病情之後，她毅然放棄治療，將心交給佛菩薩，日日誦持《藥師經》。

「我若是好起來，就到慈濟醫院當常住志工；若往生了，就做大體老師。」她明白交代女兒。

美伶得知媽媽生病之後，從美國回到臺灣陪伴，將近兩個月的時間寸步不離。「我當時覺得她對於自己的生或死，兩者心情並沒有很大的分別；但我在家排行老大，必須面對。」美伶說，媽媽還與她討論過萬一身體條件不符合捐贈，將來火化之後骨灰放在哪裡。

美伶姊妹陪著媽媽，由妹婿開車一起去看了幾個靈骨塔，媽媽對其中一個靈骨塔的環境表示滿意，在得知價錢之後，淡然地說：「學佛的人不用住那麼好。」之後再看的幾個環境都不夠幽靜，媽媽沒再多說什麼。

「她沒說話，讓我覺得她很篤定要做大體老師。」美伶表示，陪病過程觀察媽媽沒有顯露出一絲對死亡的害怕。

學校即將開學，她必須回到美國完成博士論文的問卷調查，她告訴媽媽兩週後就會回來；豈料時間未到，美伶接到通知，妹妹和妹婿已經將媽媽的大體送回慈濟大學。

看著從美國趕回來奔喪的美伶，純樸一開始擔心她無法接受事實。

「純樸師兄、宗教處慧玲師姊、精舍德禪師父一直安慰我。德禪師父還分享她的媽媽也捐贈了大體……，我說我都知道。」美伶知道事情該如何面對，況且媽媽早已交代清楚。

「妹妹的話不多，跟你不太一樣！」美伶記得當時純樸對她露出放心的表情。

由於妹婿當天來電說爸爸狀況不太好，美伶在下午趕回臺中探望爸爸，隔天再來花蓮陪伴媽媽。雖然遺體已經冷凍保存，無法再見到媽媽，她每天到解剖學科二樓大捨堂禮拜地藏王菩薩。那是安奉無語良師骨灰的地方，她猜想也許日後媽媽也會到這裡。

「失去家人的痛與家人捐贈大體無關。」美伶獨自在花蓮停留幾天，感受母女最後相處的片刻，經歷著自己的悲傷。

安心陪伴，不留遺憾

媽媽走後六週，爸爸在安養院往生了，可惜來不及聯繫大體捐贈事宜，便依照傳統喪葬禮儀舉辦告別式。當時許多政要前來致意，家屬與他們握手並逐一答謝：「辛苦你們了！」

「天啊，我不喜歡。」美伶暗地叫苦。想著哪天自己走了，後事愈簡單愈好。

媽媽的大體在捐贈半年後啟用，妹妹無法走出接連喪親的傷痛，因此選擇不出席典禮。本來以為會一個人面對所有過程的美伶，沒想到透過隔洋視訊家訪的兩名慈大醫學生、同組的大陸醫學生，以及慈濟志工陳寶蘭和朱焜玉在大體啟用當天全程陪伴。

「原來我不是一個人！」她始料未及。

啟用典禮後，模擬手術課程進行的當週，她又獨自留在花蓮，慧玲特別叮嚀她每天一定要回來與模擬手術課程的學員吃飯；美伶因此天天回到模擬醫學中心與學員用餐和話家常。媽媽那一組學員除了分享學習收穫，也告訴她都有將媽媽的傷口縫合得很仔細，請她放心。

「事情發生了，如果可以好好面對，以後才可能不會後悔。」美伶鼓勵妹妹參加送靈典禮。

妹妹和舅舅一家人都來了。舅舅對於大體捐贈雖然陌生，但是知道媽媽一直在做慈濟，尊重她的決定。大體火化之後，除了部分骨灰入龕安奉在大捨堂，其餘骨灰植葬在花蓮慈雲山。「媽媽好像計畫好了，不讓兩個女兒為日後祭祀的事情費心。」美伶說。

在送靈典禮莊重、寧靜與祥和的氛圍下，美伶將媽媽一生的影像在心間快速流過。那時沒有人去跟她握手，她也不需要應付多餘的外在事物。就在這個過程，她清楚地看見——「死」。

她回想自己一直在外求學、工作，沒有時間多了解媽媽，在無語良師的感恩追思典禮，她似乎更看清楚了一些——媽媽一生秉承傳統，堅持一步一腳印的做人做事原則；年輕時和爸爸一起創辦不鏽鋼製造工廠，但是兩人想法的差異日益明顯。

「他們兩個人的能力和意見都很強，很難合作。」於是媽媽另闢一家公司，從丈量、設計到製造一手包辦，她開拓公家機關和學校的業務，與爸爸主要接單對象餐廳作區隔。

媽媽加入慈濟將近三十年，敬愛證嚴上人的心幾十年如一日，美伶記得小時候跟著她回到花蓮靜思精舍參加朝山，三步一跪地。回想媽媽參加慈濟，慈濟精神深深影響著她的一言一行。

送靈當天，美伶穿著一身黑色衣服，在天空飄著細雨的暗淡日子裡，她代表家屬致辭時表示，她在醫學生的身上看見「希望」，以及「大愛」的傳承。

相逢一刻，因為愛

「你們即將進入救苦救難的行列，你們可能會遇到因為心疼病人而對你們破口大罵的家屬，也會遇到因為病痛而面露怨懟的病人……，當你們質疑自己、懷疑自己、跟自己過不去的時候，想想你們的大體老師，想想他們的初衷，也想想你們的初衷。」她在講臺上說完這段話時，靜靜地看著臺下。

在她所任職的大學也有醫學院，她彷彿能夠預見這批即將到醫院實習的醫學生會遇見什麼挫折，她先給他們打預防針；而她知道無語良師的身上有著最大的抗體，那就是——愛。

即使定居美國，美伶每年固定給模擬醫學中心的朋友捎來問候的卡片，和在媽媽身上實習的醫學生及幾位慈濟志工也保持聯繫。每次回臺灣，她都會找時間和媽媽的學生聚餐。「他們是我媽的學生，我等於是長輩，要照顧他們。」美伶爽朗笑說，她和媽媽在大捨堂的隔壁鄰居陳阿姨的家屬也有聯絡呢！

校園直通大門口這條筆直的大道，歷年讓多少家屬來回哭過的一條路，美伶總在夏天循著與送靈典禮相反的方向回來，時光並不會倒轉，但悲傷會過去。這條路其實不長，只是當年的死亡讓一切慢了下來。

人在安靜中會看清楚很多事，經歷親人的離去，他們更能夠去愛！

郭瑞華老師——

她是我媽，但她不是我的

協助每一年的無語良師在解剖臺上完成教學心願，解剖學科助理蘇彥如終於面對媽媽的大體啟用，這是她最熟悉也最陌生的經驗，她得跟媽媽談一談……。

媽媽學佛多年，病重時告訴女兒，雖然她不是真正想要再來人間，但如果真的投胎來此，就想當她的小孩。蘇彥如不知道這種事情有沒有可能發生，心想這應該是媽媽對她的愛吧？

蘇彥如是慈大解剖學科助理，辦公室在三樓；媽媽郭瑞華往生後捐大體，在二樓的大體儲存室等待五年才啟用。母女相隔一個樓層，卻是生死兩端、咫尺天涯。

助理的工作包括協助解剖實習課的教學前置與整理，彥如是在媽媽捐贈大體之後的幾個月到職，這份已然熟悉的工作，這次因為媽媽也在啟用名單內而大不相同——她將看見媽媽被醫學系師生解剖。

她的前一份工作是花蓮慈濟醫院開刀房護理師，見過無數生死場面，但是面對媽媽去世五年形體猶在而且即將見面，一向冷靜的她還是感到情緒起伏。

咫尺天涯的相逢

暑假尾聲接近開學前，解剖學科遺體處理人員將準備啟用的大體老師從儲存室移至對面的解剖實習教室。一旦啟用典禮過後，媽媽又會像過去那樣專注地教導學生，那時就無法和她獨處了，彥如決定在啟用前和媽媽說說話。

「媽，我們又見面了！」媽媽的身體外層包覆著白色膠膜，雖然看不到真正的皮肉，從頭到腳卻是彥如再熟悉不過的樣子。

「你好嗎？你要完成心願了，有沒有很開心？」

「我在這邊過得很好，你不要擔心。」

沒有特殊的開場白，有點想逗媽媽開心，主要是讓媽媽放心。母女互動三部曲跟以前一樣。

彥如學生時代在外地求學，媽媽對她嚴密控管，規定每天一定要打電話回家，放假必須回家；就業後至少每兩天打一通電話回家，若是讓媽媽苦等不到，她便狂叩不止。

雖然不是從媽媽的肚子裡生出來，彥如五歲時被領養，對生家也有印象，甚至在婚前，媽媽鼓勵她回去和生家相認，奈何時空乖隔、人事已非，緣分註定斷絕。倒是養家父母待她如己出，她和媽媽感情尤其緊密，她對養父母充滿著感謝。

媽媽生長在一個重男輕女的家庭，憑藉努力爭取受教機會，力爭上游成為國中教師。她把放牛班學生教到上臺領獎，是備受肯定的優良教師；她對學生要求嚴格卻很有愛心，經常把自己的米票送給清寒學生。

媽媽晚年學佛，參加道場的學佛班，也加入慈濟教師聯誼會，歡喜布施、擔任志工。媽媽曾經在大林慈濟醫院與靜思精舍連線的「志工早會」向上人報告，女兒就讀慈濟護理二技專班，希望畢業後能在慈濟工作。

彥如後來真的在慈濟醫院工作，只是沒有選擇離家最近的大林慈院，而是留在花蓮。當時媽媽不知道她已經結交男友，正好是花蓮人。

娘家與婆家的兩難

與男友認識交往了七年決定互訂終身，媽媽對於女兒的這門親事不盡滿意。媽媽退休之後罹患癌症時，彥如的奶奶和爸爸都去世了，她不放心媽媽獨居而將她接到花蓮。媽媽與夫家的衝突一度讓她心力交瘁。

彥如在住家附近租賃一處僻靜安適的房子，婚前一直不知情的婆婆去探望親家母，被突來的一句：「我們也不是一定要嫁給你們喔！」何來的這筆舊帳？婆婆回到家之後面色鐵青。

雖然彥如的女兒已經兩歲大，媽媽還是貫徹她的保護政策。在女婿面前，她這個丈母娘表面說：「好啦，我可以放手了！」卻還是經常讓女兒夾在中間為難。

媽媽起初被診斷疑似卵巢癌，轉至花蓮慈濟醫院治療，不斷出現的腹水一直找不出原因，她覺得受苦便想放棄治療。

「我們認識的女強人到哪裡去了？不戰就要投降了嗎？」彥如和媽媽的好友們一再鼓勵她，也許熬過之後就能好轉。

為了能有更多時間照顧媽媽，彥如申請育嬰留停假，經常帶著女兒陪伴媽媽，小孩能逗外婆開心，有時媽媽需要休息也會覺得小孩吵鬧，彥如把女兒帶回家，因為之前的不愉快，婆婆也會不太諒解媳婦又把小孩留在家。

「兩邊都需要我，我只是被使喚的人，沒有喘息的時刻⋯⋯。」彥如感到無奈，壓力很沉重。

她想起過去在慈院開刀房擔任心胸外科護理師，即使放假正和男友約會，只要聽見救護車的鳴笛聲，她會注意鳴笛是不是朝著慈濟醫院方向開去，那代表她的休假必須立刻結束，她得回去加入手術團隊。

媽媽生病也是急切的鳴笛聲響，只是有時她搞不清楚方向，無論是在媽媽或自己的小家庭，她都有著愛與責任和義務，而每個人都要求她優先，「但我只有一個人，甚至——」彥如苦笑，那時先生也成為夾心餅乾而陷入極度的情緒混亂。

彥如還是穩下來，她知道只要處理好媽媽帶來的壓力，就算無法令她很滿意，只要自己承受下來，兩邊就能相安無事。在媽媽不開心時，她不會在意她的聲色，反而以撒嬌方式緩和僵局。

她最擔憂的其實是媽媽的身體，隨著病程發展，不忍媽媽受苦，「其實——我希望她早一點走。」一直到媽媽大體即將啟用，彥如還是無法放下自責，噙著淚水怪自己不孝。

「你長大也結婚生子獨當一面了，我不愧於你的親生父母，還有你爸爸和阿嬤，我這一世的責任了結了。未來的路如果自己走，也不要擔心沒有媽媽在……。」媽媽自知身體不可能好轉，臨終前交代這些話。

身體自主，相安自在

許多人佩服大體老師捐贈的勇氣，彥如在解剖學科工作，有人問她怎能忍受見到媽媽的身體被解剖？

「她是我媽媽，但她不是我的。」也許是護理背景的訓練，彥如認為每個人擁有身體的自主權，即使是面對至親，她沒有理由反對媽媽的決定。

媽媽的癌症在後期擴散至骨頭，她的肚子和背部都不舒服，彥如經常為她按摩。看見媽媽活得這麼辛苦，彥如無法鼓勵她再戰，當媽媽的大體被解剖，無異也解開了彥如的心結。

曾國藩老師告訴她，媽媽的腹腔被結締組織包覆，結成像一塊石頭，已經纖維化而且分不出腸子，「她後來有多久吃不下？不舒服的情形是怎樣？」曾老師問起，並說他可以想像一個人吃不下也拉不出來的痛苦，這種情形是他從事解剖教學近四十年不曾見到的。

「媽媽的腹腔經解剖後，我才知道她真的該走了！」彥如說，媽媽最後被證實罹患少見的腹膜癌，肋骨以下均屬腹膜腔，也就是說整個腹腔都因癌細胞而沾黏。

彥如就讀護專上過解剖學，記得在南部某家醫學院的實習教室，環境不是很好，所看見的器官都是從桶子裡拿出來，因此當母親捐贈大體時，她沒有將兩者聯想在一起。在花蓮慈院擔任護士期間，她支援過慈濟大學模擬醫學中心的模擬手術課程。慈濟大學的無語良師相關課程，不但教室、手術室明亮整潔，教學井然有序，她對媽媽的大體被解剖並沒有可怕的想像，甚至啟用一段時間後，她也忘了躺在那裡的是媽媽。

醫學系三年級的解剖實習課，會有剛考進來的學士後中醫學系以及物理治療系的學生利用無語良師上課，認識身體的構造。起初的教學設計是讓後中醫系也參與部分解剖，但畢竟基礎不同，拿著解剖刀實作對學士後中醫系還是太難，因此只讓他們透過觀察認識人體，但在教學結束的最後一週可以參與無語良師的縫合。

學士後中醫學系學生李政偉記得，某一天他正專心觀察郭瑞華老師的血管，起身正好看見一雙大眼睛，彥如助教就站在他對面。

「助教的表情一如往常，沒什麼不一樣，她心裡可能想著媽媽正在認真教導學生吧？」李政偉說，助教有時會走到她媽媽這個解剖臺，但都是默默地來，看了又默默走開，從來沒有影響他們學習。

看著助教成全媽媽的心願，李政偉告訴自己要認真學習，不能有任何怠慢，否則將對不起助教和她的媽媽。他毫不諱言，在解剖實習課開始之前，他只是不捨得父母捐贈，實際上課後，他連自己的身體也不敢捐了，因為害怕被切割。

媽媽給予的安慰

「她生病之後來花蓮，我們不再兩地相隔。她捐贈大體，我也不需要煩惱日後祭祀的事。她生前把一切事情交代好，讓我可以好好照顧自己的小家庭。」彥如認為自己並沒有政偉想得那麼偉大，倒是蒙受著媽媽最大的祝福。

在她的成長過程中，媽媽一直發揮優良教師的才能，致力於培養女兒成為優秀的人。記得小時候若有不良行為習慣，媽媽會糾正她，若不見她改過，「我已經點你了喔！」媽媽有時不理她，或者非常生氣，也說過「恨鐵不成鋼」之類的重話。

媽媽愛之深、責之切，甚至曾經情緒失控打她耳光，在那些衝突張力中，蘇彥如理解那是媽媽對她的愛與保護，不曾心生怨恨，也沒有激烈反抗，倒是回過一句：「將來我不會這樣對待我的孩子。」

彥如不知道哪來的勇氣。有趣的是媽媽後來去上親子溝通課程，頗有些心得，當她與女兒分享時，彥如笑說：「媽，你說的這些我在學校已經學過了。」

媽媽在生病時，曾經希望彥如能再生一個小孩，直到她走後，彥如才懷老二，也是個女孩。

媽媽想來當她的孩子，也許是對彥如的愛與肯定。她和媽媽是截然不同的母親類型，她知道媽媽小時候並沒有得到原生家庭的重視，若有機會補償她的缺憾，她願意溫柔善待她。

「這個小女兒很像她外婆。」聽見媽媽的兩個朋友都這麼說，彥如覺得有趣。觀察小女兒的一舉一動，無論她在做什麼，當你在一旁想去幫她，她會把大人的手撥開。那少有的堅持、自信和自主性，這會像誰呢？

偶爾當彥如看著小女兒時，她在心裡會輕輕一問：「媽，是你嗎？」

人們總希望來世再與親人或愛人重逢，互為眷屬，這為死亡的憂傷帶來一絲安慰，彥如沒想到媽媽帶給她的安慰竟來得這麼快！

三、零下三十度的愛

解剖學教授向死亡爭取時間，開發急速冷凍保存在攝氏零下三十度的「無語良師」，讓醫者進行模擬手術直接應用在臨床。這座手術訓練中心與海內外共享資源，最冷也最熱！

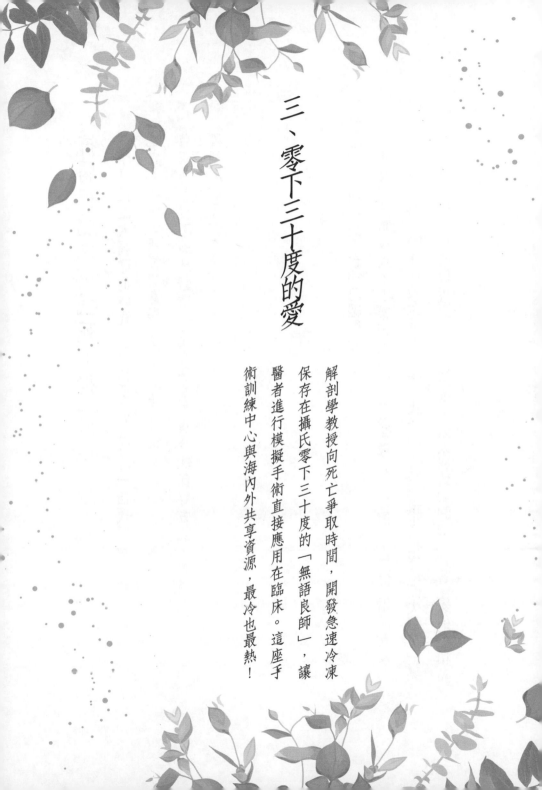

抗腐拒爛、「抵死不從」

教學遺體進入捐贈的時代，每個軀體都帶著一個遺願期待被達成；然而，死後的身軀在失溫之後寸寸腐壞。

曾國藩教授不斷地鑽研遺體防腐配方與冷凍保存方式，與段段崩解的死亡在拔河……。

「她可能還很美，我卻已經很老了！」

女朋友的屍體找到了！傑夫收到瑞士救難隊的一封信，告知他婚前女友的屍體在阿爾卑斯山的冰河被發現。當年一起登山，她不慎失足掉落而失蹤，一晃眼，他與妻子現正在籌辦結婚四十五週年慶，太太興致勃勃地計畫著宴客地點和名單……。

這是電影《45年》（*45 Years*）的劇情。男主角傑夫彷若隨著那封信沉入冰河，女友年輕的樣貌開始在記憶解凍，她還是那麼新鮮，永遠不會老去！他盤算著搭機前去見她的最後一面。

晚到了四十五年，這不再是一則死訊，他不感到哀傷卻勾起長串的記憶，心緒起伏；耳邊，太太的話語已然無法破冰而入，她看得出他的漫不經心。

與其說冰封的身體為男主角帶來了美好想像，不如說那是經過記憶篩選，而記憶可能是深刻的虛妄。沒有人會將童話故事裡的「睡美人」與現代的「植物人」聯想在一起——她要不是青春美麗，要不是間隔了幾頁書，王子便出現獻上一吻將之喚醒，難道那一直躺在山林中均勻呼吸著的肉體會永遠是個美人？

人類困於現實的種種限制，因而產生了文學作品，讓人看見希望或得到救贖。在美國小說家米奇．艾爾邦筆下，富豪積極打聽死後讓肉體不壞的冷凍保存方法，寄望來日最新科技發明讓他借「屍」還魂，比別人多活一輩子，並且騙過現在的妻子，繼續享受生前擁有的財富。當然，也許當他「再來」時必須換個名字。〔註〕

不愧是小說家，終究編出一套說法吸引人看下去，但這卻騙不過解剖學專家——「人死就死了，身體冰起來也還是死了！」曾國藩教授說得斬釘截鐵，嗤笑是則笑話。

死亡必然帶來腐敗，可他偏就是國內開發遺體冷凍保存的第一人！他與解剖學科王曰然老師近十年前上網查詢，透過詢價後決定向德國廠商購買客製化的遺體冷凍設備。所不同的是，一般解剖學科保存遺體的目的僅在提供解剖教學，而這是為了手術模擬用途，必須讓大體老師不腐不壞地保存在最佳狀態，確保教學品質。

尊重大體，平躺儲存

在解剖學領域浸淫多年，曾國藩在臺大醫學院任職期間，負責大體解剖實習課程和遺體取得與處理，尤其花費不少時間研究保存方式。雖然主要以含甲醛的福馬林溶液進行防腐，但是並沒有一套現成而且通行的標準配方，適用於各種狀態的實驗室以及身體狀況。

他發現從腿部動脈灌流的效果一般都不好，必須從頸部動脈灌入防腐液；然而從頸部動脈灌流也未必保證每個遺體都保存得好。他做了不少的嘗試，了解防腐液注入的位置未必每個遺體都一樣，位置選擇、順序調整，甚至可能從多個部位進行防腐。

同樣地，防腐液的配方也必須考量所接收遺體的條件，例如：往生後處理的時間、身體的狀況、死亡的原因、疾病破壞的程度；愈是條件不佳的遺體，愈需要相對高濃度的甲醛，連儲存的條件包含溫度及濕度等，都會影響防腐結果。解剖實習室抽氣設備的能力，也必須列入遺體防腐液調配的考量，畢竟課程期間揮發在空氣中的甲醛，對實驗室裡的師生健康都是威脅，因此在改善排氣、保障師生健康與遺體防腐之間，需要取得適當的平衡。

慈濟醫學院創校時參考美國某大學的作法，教學遺體不以甲醛溶液進行防腐浸泡，而是在防腐後的遺體表面噴上一層白色的保護樹酯膠膜，然後將之平放在不鏽鋼托盤上，直接覆蓋往生被便保存在設有獨立空調的儲存室，溫度維持在攝氏十八點六七度，採乾式保存。但縱使加裝高效過濾網，從冷氣通風孔進入的空氣還是含有極其微量的黴菌孢子，它們沉降下來正好落在每位大體老師平躺著的托盤兩端，也就是靠近頭和腳的位置，容易出現長黴的現象。

「慈濟大學是國內唯一要求捐贈的大體必須二十四小時內送達的一所醫學院校。」曾教授肯定志願捐贈的遺體條件相對夠好，可是遺體本身防腐的劑量，以及儲存空間的溫度、濕度，都會改變大體保存的狀況。他當年轉任慈濟大學，便發現初期建置的這套遺體防腐、保存方式，以及儲存空間設備仍須重新調整。

他進一步說明，福馬林會因溫度的高低隨著時間揮發，室內溫度若是能控制在攝氏二十至二十四度間比較不容易揮發。在夏天相對高的室溫狀態下，福馬林溶液容易揮發，造成身體中存留的濃度不足而滋生黴菌破壞大體；此外，防腐配方的劑量也須考量大體保存年限的長短。

他與慈大遺體處理人員共同努力，調整遺體捐贈條件的評估與防腐後遺體保存的方式，藉以優化來源狀態；接著落實大體捐贈關懷志工網的功能，更有效率地掌握及評估往生者當下遺體的狀況是否適合捐贈，協助安排在遺體運送往大學的路程中，讓遺體維持在低於室溫的狀態。在大體老師送抵大學後，隨即透過頸部動脈注入含甲醛特有配方的防腐液進行處理。過程中，確認所有肢體及頭部均出現足夠防腐液進入的徵兆，若有身體局部出現防腐不足的現象，則由局部血管進行補強。完成灌流後，遺體以透明的塑膠袋套封，使平躺在防腐遺體儲存室內的不鏽鋼托盤上，覆蓋往生被後儲存在以空調除溼，且維持在攝氏二十四度左右的空間，等待教學。

由於防腐液中的甲醛是氣體融於液體的狀態，一經接觸空氣極易揮發，塑膠袋裡有限的空間可以防止甲醛過度揮發。塑膠袋除了可以阻絕空氣中的黴菌孢子接觸遺體，同時袋內相對高濃度揮發的甲醛氣體，更可以殺死任何袋內的黴菌孢子或細菌，阻絕任何導致遺體腐敗的可能性。為儲存中的防腐遺體套上塑膠袋還有另一個重要的功用：由於甲醛不再外洩於儲存室的空氣中，防腐遺體儲存室不會有任何刺鼻難以忍受的甲醛味道，解除了甲醛對在儲存室內工作人員健康上的威脅。而透明的塑膠袋也讓工作人員可以不必開啟，就能在任何時候直接確認遺體保存的狀態。只要在啟用前幾週將大體老師移出塑膠袋，噴上保護樹酯膠膜，即可移入大體實習室內的解剖臺上準備教學。

經曾教授調整防腐及保存方式之後，完全解決了之前的困擾。當然這種儲存方式也承擔一個不可避免的缺點，曾教授指出，相較於吊掛的儲存方式，躺在不鏽鋼托盤上的老師，身體等待啟用長達三年以上沒有翻身，長期的壓迫使得背部皮膚及組織相對堅實，解剖時比較不容易切割。

包括遺體的保存方式，國外有採吊掛者，以美國加州大學洛杉磯校區為例，即是在人的頭骨兩側耳孔以吊鉤吊掛，讓遺體的腳離開地面一公尺左右。「這個姿勢最自然，因為頸部拉開了，不但解剖時很容易，而且方便清洗地面。」相較之下，曾教授認為慈濟大學的儲存方式是讓大體老師平躺，上面覆蓋往生被，宛如睡著一般，一切作法相當人性化。不以使用者為優先考量，在在表現出慈濟對於無語良師的尊重。

冷凍技術摸索前行

慈濟推動大體捐贈之後，創校第三年便累計有四十位大體老師，在大體防腐與儲存室建置完成前，先後委託臺大與成大醫學院代為防腐與保存。由於每一屆只能招收五十名醫學生，醫學系三年級才安排解剖課，以平均三至四位學生使用一位大體老師計算，到了醫學系第三屆，用量還綽綽有餘；況且志願捐贈同意書猶如雪片般飛來，捐贈數量遠超出需求。當時徵得家屬同意，將部分大體老師轉捐贈給臺大與成大醫學院。

捐贈者源源不絕而來，基於教學用量與儲存空間有限，解剖學科面對不忍拒絕家屬的難題，一九九九年，同樣徵得志願者或家屬同意，慈濟開始正式轉捐贈給國內中南部四所欠缺教學遺體的醫學大學，包含中國醫藥大學、中山醫學大學、成功大學醫學院和高雄醫學大學。

隔年十月，曾國藩到國外開會後參訪，得悉美國的休士頓醫學中心會將偶爾出現身軀過大，不便做防腐處理的遺體改提供給醫師作為手術演練探索之用，他心裡突然有個想法：「或許可以將部分捐贈的遺體用冷凍方式保存，然後定期開設課程讓高年級的醫學生練習侵入式的臨床技能以及基本手術技術。」回國後便於十一月獲得證嚴上人鼓勵，著手開發遺體冷凍保存方法。

不若小說家米奇．艾爾邦天馬行空，曾國藩看著冰箱，以科學方式找尋靈感。如何讓大體經過冰凍保存再回溫之後，仍然維持和新鮮人體一樣的柔軟與彈性？在無人可請教的情況下，他觀察冰箱蔬菜冷藏與豆腐冰凍之後出現的情形——蔬果放在冷藏日久會脫水、枯萎，豆腐在解凍後，裡面會出現海綿狀的孔洞。

「冰箱冷凍效率不高時，豆腐慢慢結凍，部分的水先變成極其微小的冰晶。冰晶比水更冷，所以鄰近的水會集結在它的表面，慢慢形成較大的冰晶。時間愈久，冰晶愈來愈大，解凍時冰晶融成水，豆腐裡面就產生海綿狀的空洞。」曾國藩教授根據物理現象，說明人體有百分之七十是水分，當大體送入冷凍，若冷卻速率不夠快，解凍後的組織也會出現海綿狀，按壓則會滲出水來，失去彈性。

這樣的身體等於被破壞，無法做最逼真的練習使用。「唯有急速冷凍，加快冷卻速度，讓身體裡面的水分快速形成一個個極其微小的冰晶，小到只在顯微鏡下才看得見。在解凍後，極微小的冰晶便不會使得身體組織孔洞化，讓狀況得以保持在最接近手術所需的活體狀態。」依著推演的結果，曾教授將模擬手術的大體保存設定在急速冷凍至攝氏「零下三十度」。配合這個操作，以從臺灣各地運送到慈濟大學，以及往生後身體腐敗的進程整體考量，身體最好在往生後八小時以內即送達解剖學科進行處理。

其間，為了更了解冷藏及解凍時，身體溫度變化的狀況以及它對大體產生的影響，每個身體都會詳實地記錄大小、胖瘦程度，以及冷凍與回溫的情形；甚至根據所累積的經驗再進行時間及條件測試。包括大體啟用前開始回溫的時間，更依據身體的大小以及皮下脂肪厚度而有所調整。

他們的態度謹慎，但並不是將大體放入冷凍櫃設定恆溫便完成保存；停電、跳電或其他因素造成設備故障，都會導致冷凍溫度變化。

曾有一次，冷凍設備無故升溫，狀況偏偏發生在月黑風高、連著放假週末的夜晚，同仁都下班了，以致冷凍大體保存失效。儘管原因是出在臺製的冷凍設備還不夠精良，但學科王曰然老師仍趕回精舍向上人請罪，同時也向家屬致歉，還誦《地藏經》回向給兩位心願未能達成的無語良師。

「每個捐贈的身體都綁著很多親情，只要稍有差錯就對不起很多人！」曾教授說，後來為了更完美的監控及了解冷凍、保存及回溫下身體內部溫度的變化，除了進口冷凍設備，更購置了微小的溫度探測線（K-type溫度探測），將細線般粗細的探測線頭端放入大體老師肛門深處，另一端則由冷凍櫃門邊緣的橡皮絕緣條下鑽出，接在數位溫度計上偵測並記錄大體老師體內溫度狀況。此外，冷凍櫃內只要溫控異常回溫到攝氏零下二十度，便會立刻啟動連結到警衛室的警鈴，兩名遺體處理人員的手機也會收到警訊，迅速趕往現場了解情況及處理。

沒有電影或小說中對於冷凍遺體的浪漫想法，一切都只為了讓無語良師的愛能夠延續。

向死亡再爭取時間

參加增生療法醫學會專業課程的國內外醫師專家表示，他們使用過進口的冷凍軀幹，和慈大的無語良師比起來，最大的不同是前者的血管是塌的；但慈大模擬手術的老師身上的靜脈還維持著該有的形狀，真難以想像！

許多模擬手術運用腹腔內視鏡進行，皮膚上的開口小，手術進行前必須先在體腔內打入氣體（二氧化碳），讓肚皮膨起離開器官才便於進行手術，如果大體老師的皮膚組織彈性不佳，腹腔就會漏氣；但曾國藩的團隊可不曾漏氣。又如眼球具特有含很多水狀液體的空間，因冰凍後水的體積變大，會將晶狀體推離原來的位置，因此冷凍前須另做處理，才能讓眼科醫師在大體老師身上做手術練習。

「我們也有其他機會看到人體結構，但是看到的時候都已經毀壞得差不多了。」參加慈大模擬手術課程的臺大醫院整形外科謝孟祥醫師表示，進口的冷凍軀幹大概只能使用一天，他們做過一個頭顱，因為長途運送加上頭部單側朝下，使用時半邊臉是壓扁的！

「這和慈大的大體老師有著滿顯著的差別。」他也肯定慈濟是大體保存得最好的訓練中心。

教學遺體的條件關乎學習品質，慈大解剖學科不只重視遺體保存，在管理上的作法更加嚴謹。

二〇一六年，《紐約時報》接連披露幾起美國大學販賣遺體的醜聞——遺體也許不是賣給其他學校，而是賣給手術訓練中心或做成組織學切片之後再販售；也有捐贈者生前預付了葬儀費用，要求遺體使用後能被妥善處理，卻遭校方透過市府發包的殯葬業者送到人跡罕至的萬人塚；也有學校在發還骨灰時弄錯資料，家屬不確定所拿到的是否為親人的骨灰。

曾國藩指出，即使不是無名屍而是來自捐贈，西方的大學刻意不對學校或教師公開資料，只要管理單位或個人疏忽，加上缺乏監督，就可能從死亡抽取利益，甚至占盡便宜！

反觀慈濟大學，家屬在啟用典禮之前仍可在大體儲存室隔窗看見往生家人的軀體，「透明到可以互動，讓家屬直接監督。」曾國藩自信慈濟大學堅持做到這樣。

曾教授見過無數的死亡，更費盡大半生的精力和時間挑戰它所伴隨而來的腐敗，帶領慈大解剖學科團隊讓醫學教育藉此獲得滋養與開花。

多數人關切死後如何處理留下的臭皮囊，「人往生後，讓軀體回歸自然有很多方法——土葬、火葬、天葬等；」無論選擇哪一種，曾教授說：「軀殼腐敗的過程都一樣！被解剖過的大體並不會比直接埋在土裡的差！」

也許更值得探究的是怎樣才算真正地活過，而不必在意死後的這一具軀殼。

為大體捐贈者向死亡爭取一點時間奉獻給醫學，曾國藩教授開發遺體保存方式的目的，從來不是為了小說情節中的下一世；況且以所接受的科學訓練，他不相信生命「輪迴」，只相信「因果」。

曾教授回顧自己這輩子，似乎莫名其妙地喜歡往孤獨的地方走，「不孤獨，代表在專業上沒有將自己推向極限；而推向極限所要承擔的不只是壓力——」他沉默良久，接著才緩緩吐出兩個字，名為「孤獨」。

〔註〕內容出自米奇．艾爾邦（Mitch Albom）的小說《時光守護者》（The Time Keeper），席玉蘋譯，大塊文化，二〇一二年十月出版。

一流的手術訓練中心

結合醫院等級的開刀房設備，模擬醫學中心提供最佳的臨床手術教學，以及尊重生命的情境體驗，兼具醫術與人文養成；既建立醫學生基礎急救術式的自信，更帶動醫師切磋進階術式，讓醫師的學習經驗值，不可同日而語！

繼二〇〇五、〇六年，花蓮慈濟醫院院長林欣榮利用模擬手術傳授子弟兵鑰匙孔手術，二〇〇八年九月，另一個師徒模組不遠千里，來自美洲。

美國「慈濟人醫會」一般外科陳福民醫師，利用來臺參加國際慈濟人醫年會，同時也首次參與模擬手術，在無語良師身上教導六名玻利維亞的醫師，以內視鏡手術摘除膽囊及治療疝氣。

陳福民出身印尼華人，早年來臺就讀國防醫學院，之後移民美國。他在一九八九年接觸內視鏡手術，經驗相當豐富。他指出，內視鏡手術比肉眼看得更清楚，傷口小、出血量少，病人術後可以減輕疼痛和發炎，降低止痛藥的使用，加速復原，值得推廣。在臺灣採用內視鏡手術之前，光是摘除膽囊就是個大手術，這在玻利維亞也是。

二〇〇八年二月，慈濟美國人醫會到玻利維亞水患災區義診，與聖塔庫魯茲市（Santa Cruz）的法國醫院（Hospital Municipal Frances）結下合作之緣〔註一〕，「我帶他們開膽囊、疝氣手術，三天兩夜，早上八點到晚上六點，開了三十個病例。」陳福民醫師指出，乘著人醫年會，除了讓玻利維亞法國醫院的醫師親自感受慈濟的醫療人文，利用模擬手術訓練他們做內視鏡手術，是最直接而快速的醫療慈善，讓醫師就地發揮良能、解救病苦。

「美國至今都沒有這樣的訓練中心！」他表示，美國沒有慈濟這樣的大體捐贈體系，大多使用無名屍且不是全人，譬如骨科醫師可能只用到一條腿做練習，半天的學費就要三千美元，相當昂貴！因此他們無法支持玻利維亞的醫師在美國訓練。

漂洋過海研習所費不貲，然而運用慈濟資源卻是最省錢又快速的方法，陳福民醫師相當於替法國醫院完成醫師的「代訓」；隔年的人醫年會，他再度邀請該院醫護人員來臺，以內視鏡手術模擬胃潰瘍患者的修復。

二〇〇八年，模擬醫學中心首次開放給全球人醫會成員參與模擬手術，陳醫師指導內視鏡手術的畫面透過視訊，傳送到花蓮靜思堂的人醫年會會場，無語良師的奉獻精神讓眾人感動不已！

「大體老師連身體都可以捨，這是最大的布施！醫師的老師多麼偉大，培養出這麼多醫師！」陳福民說，在最後一天的送靈典禮，四百多位學員為無語良師送別，簡直像一場「大法會」，很多人都哭了！

「醫師大多自視甚高，我們去義診，堂堂醫師花時間和金錢坐飛機去，既睡不好，有時也沒洗澡，又要送毛毯等物質給災民，上人為什麼要我們彎腰感恩災民讓我們有機會付出？」身為基督徒，陳福民謙稱不諳佛理卻認同上人理念，特別是親自體驗模擬手術課程與人文典禮，他肯定這項教學資源傳遞上人所重視的「感恩、尊重、愛」。

國外取經，嫁接術式交流平臺

慈濟模擬醫學中心透過二〇〇八、〇九年的國際慈濟人醫年會，擴大了與海外醫療人士的觸及，這也讓慈濟大學以無語良師的特色走出島嶼並且獲得關注。在那之後，除了中國、印尼等醫學院校紛紛與慈濟大學締結姊妹校，馬來西亞的馬來亞大學與慈濟大學簽定學術交流備忘錄，二〇一二年推動「無語良師計畫」，創辦內視鏡微創中心，複製慈濟模擬醫學中心的經驗，包含技術與人文，無形中帶動大體捐贈風氣，翻轉本來由政府分配教學遺體的作法。

二〇一〇年，透過慈院外科醫師的引介，臺灣外科醫學會開始向模擬醫學中心申請參加模擬手術，先後有泌尿科、耳鼻喉科、大腸直腸外科、脊椎外科等；而林欣榮院長所屬的顱底外科醫學會也沒有錯過。

之後，慈院泌尿科郭漢崇、骨科陳英和醫師又以醫學會理事長的身分，邀約亞太醫學會在臺灣舉辦年會期間，以工作坊的形式，安排學員前來慈濟模擬醫學中心進行醫療技術交流。與會醫師來自歐、日、南亞等地十多個國家地區，使得這所位在東部，規模不算最大的模擬醫學中心，展開朝向國際發展的潛力。

二〇一六年八月，亞太泌尿科醫學會邀請來自英國的歐洲泌尿科醫學會秘書長察波兒．克利斯多福（Christopher R. Chapple）醫師，在模擬手術進階課程擔任講師。郭漢崇主任指出，「透過這些醫師的傳播，以及技術的增長與延伸，無語良師不只造福臺灣人，而是全世界！」

二〇一六年九月，內分泌外科醫學會成員在模擬醫學中心嘗試最新的「經口腔甲狀腺切除術」。過去接受甲狀腺切除手術，病人往往在頸部留下疤痕，有些女性病患只好長年配戴絲巾；若不如此，得改由腋下或乳暈部位開刀，路徑太長而且洞開得太大。

當時的學會理事長吳鴻昇醫師說，泰國警察綜合醫院已經累積四百多例，臺灣也有一百例。他觀摩過泰國醫院的作法，從口腔前庭進入的術式，適用於腫瘤小於四公分的病人，術後體表皮膚不留疤痕，但是必須避免口腔感染以及神經損傷。

「一個手術如果跟傳統手術開法不同，不需要增加特殊耗材，恢復時間也接近，沒有更高的併發症，就值得推廣。」吳理事長表示，學習更好的方法可以讓病人擁有不同手術方式的選擇；醫師一定要有經驗才能減少風險，運用大體老師讓醫師做好學習，避免因為不熟悉手術而造成併發症。

二〇一八年六月，亞太脊椎外科醫學會六十多位成員也來到模擬醫學中心舉辦工作坊。多次參與模擬手術，也帶領團隊前來的中國醫藥大學附設醫院臺北分院副院長陳衍仁指出，在畸型矯正手術中，以胸椎截骨較多，頸椎部位風險最高，一般做得並不多，模擬手術的好處是讓醫師勇敢做進一步嘗試。

「內視鏡操作不易，器械裡面長、外面短，操作時稍微小動作，裡面就是大動作。」臺北慈院微創手術中心主任蔡曜州，在泌尿外科醫學會負責指導治療婦女尿失禁的「背帶懸吊手術」，花蓮慈院泌尿腫瘤科主任江元宏說，前輩醫師的手術既快又好，這項手術所花費的時間不長，但有很多需要注意的細節，否則術後漏尿的困擾仍然無法一勞永逸。

微創手術藉由內視鏡、顯微鏡以管窺天、探囊取物，挑戰在於避免傷害神經、血管，達到治療的目的。

二〇一九年六月，多次參加模擬手術的臺北慈濟醫院骨科朱崇華醫師，在大體老師身上練習以內視鏡進行脊椎減壓手術。「神經壓迫造成椎管狹窄或是椎間盤突出，都可以透過脊椎內視鏡做減壓，微創手術大大減少疼痛及住院天數和流血量。」他指出，微創手術的入口不同，而且可以將原本可能需要十公分的傷口縮小為一公分；但以一公分創口做大範圍的內視鏡手術，本身有很大的限制，需要一個學習過程。

保存在攝氏零下三十度的「無語良師」，柔軟的組織允許醫師層層剝開，看清神經、血管的解剖位置，特別適合內視鏡手術的練習，一旦應用在病人身上才能避免犯錯，增加手術的安全性。

「這是不可能在病人身上做的！」很多醫師強調，他們在模擬手術課程最直接受益的，是打開平日不會看見的臨床解剖位置。

「無語良師就像麻醉後的病人，在他們身上操作，手感和器官幾乎完全一樣。」花蓮慈院重症加護外科病房主任何冠進表示，在模擬手術可以把構造打開，下次在病人身上打開時，腦海就會有立體的畫面，而不是過去看的圖像或影像。

「過程中，我有生以來第一次看見人體骨盆底的神經和血管。對大體解剖愈了解，手術愈了解，病人愈有保障。」二〇一九年六月參加婦產科內視鏡醫學會模擬手術的花蓮慈院婦產部龐渂醒醫師，感謝無語良師的奉獻，造福臺灣未來更多的婦癌病人。

也有醫師在致辭時直言：「我在大體老師身上犯了三個錯！」為的是感恩無語良師讓自己避免在真正開刀時犯錯，無形中也在保護病人的安全。

臨危救命，有術無患

「我覺得好像快淹死了！」

「他的肺部破裂了！」

「我們準備替你插胸管，史蒂芬，會有點痛，但請忍耐一下。」

一九八八年，五十一歲的美國暢銷小說家史蒂芬・金（Stephen King）走路時遭後方來車撞飛，根據他的描述〔註二〕，在被撞後，他騰飛十四呎，相當於四米多遠才落地。

飛來橫禍造成他全身多處骨折、右胸塌陷。從最近的醫院急診室被以直升機轉送到緬因州立醫學中心，他在上空感到呼吸困難。

插胸管，是慈大醫學生在模擬手術課程必學的基礎救命術。在無語良師身上練習插胸管，無法得知病人的狀態，難得小說家寫下親身經歷。

「插胸管的感覺就好像有人用一個尖銳的東西從高處向下重擊我的右胸。」史蒂芬形容，在那幾分鐘之後，「我的胸口發出可怕的嘯嘯聲，就好像身上突然被鑿開了一個洞。」

「我相信我身上真的有一個洞。不久之後，不舒服的咻咻聲取代了正常的呼吸聲，那我曾經習以為常的聲音。我吸進的空氣冰冰涼涼的，但至少那是空氣，我還可以呼吸。」

因為施救得宜，史蒂芬被送達州立醫學中心時並沒有休克，他聽見自己的呼吸是「有節拍的漏氣聲」。只是當有人移動他的擔架，他痛得慘叫！

「幫我告訴塔比，我好愛她。」在被推進醫院門廊時，他無助地想放聲大哭。

「等會兒你可以親自告訴她。」這話顯然保證他不會死。

醫學生到醫院實習，特別是在夜間、假日，值班人力少，沒有主治醫師猶如老母雞的羽翼保護，他們擔心從急診衝進來的是無以防備的老鷹，或住院病人在夜間令人措手不及如墜機般的惡化。既經訓練，若遇見像史蒂芬這樣的病人，即使沒有十拿九穩，至少知道操作要領，不會不知所措。

臺北慈院一般外科伍超群醫師，從慈大最早期的模擬手術課程開始，經常指導醫學生基礎術式。平日的快刀手，面對一群剛要練習操作手術刀與縫針的醫學生，他以無比的耐心將節奏放慢，不只教他們技術，還包括學習態度。

刀子劃開腹腔，手感不佳的學生刀鋒一直傾斜。

「歪了！」伍醫師出聲拉回。

醫學生停下手欲將刀子收回，準備從劃歪的那個點重新劃下時，「不需要重新製造一條傷口！」醫師教導學生一刀到底再慢慢拉回直線，屆時一併縫合。

新手不只劃歪，由於無法拿捏力道的深淺，待剝開腹腔組織時才發現腸子被刀刃戳出一道縫隙，空氣正慢慢進入腸道。

為了避免學生打開腹腔時傷害底下的器官，伍超群快速替學生複習大三所上的

「解剖學」，學生對答如流頗令他滿意；如何避免在手術過程傷害病人？他接過手術刀，教他們以另一隻手輔助，將大體老師的肚皮撐開往上，保持一點距離，再小心向下劃開。

「病人安全是最重要的！」伍醫師接著教導學生處理不小心劃傷的腸子。若是疏忽而沒有及時縫補破洞，可能間隔一段時間，病人會因為腹膜炎等病症，再度被送進開刀房。

縫合，是外科手術的基本功，腹膜上面還有兩層組織，縫合時必須對稱。看著學生有時拉錯線，或者縫合層次不正確，伍超群告訴他們這將影響傷口癒合，甚至引發感染。至於某些手術部位存在特定的細菌種類，又或癌症部位開刀，只要利用適當的液體沖灌，可以抑制細菌數量避免傷口感染，同時減少癌細胞擴散的機率。

「抬頭挺胸站好，肩膀放輕鬆，手不要用力，否則容易腰痠。臉朝向病人，優雅地縫，像這樣。」伍超群再度示範，並提醒手術中可適時調整手術臺的高度，助手也要隨時配合主刀者形成良好的合作關係，讓手術順利進行。

難得大體老師不趕時間，允許醫學生在他們身上犯錯，指導醫師也極富熱誠與耐心，學生只要用心看、動手做，慢學就快會。這是國內其他醫學院校還沒有的手術實習。

臺灣醫學教育自二〇一三年起了重大變革，將七年學制縮短為六年，目的是讓醫學生提前到醫院學習臨床技能。慈大模擬手術課程的開發正好符合這個目標。

新加坡國立大學雖然不是慈大姊妹校，經該校解剖學科黃以光教授的推薦，歷年都有高年級醫學生申請參加慈濟模擬手術課程，一屆傳一屆，已然樹立口碑。

二〇一八年六月，準備進入醫院實習的醫學系五年級林宛嫿、林宇亮、林巧嫣等同學前來學習。他們在大一就有解剖學課，全年級三百多位學生共用十多具大體，林宛嫿說，在新加坡願意捐贈大體的人寥寥無幾，因此只有到慈濟模擬醫學中心才可能學習臨床基礎術式。

雖然主要是來學習技術，「對於人文典禮的感受卻比學到的技術多，而學到的技術也比想像的多！」林宛嫿說，他們在來慈大之前看過相關影片，但一切仍然超乎想像。

「我們在無語良師身上學會了胸腔插管，以及環甲膜切開術等無法在病人身上練習的緊急救命手術，這開闊了我們的視野，使我們在學習道路上更上一層樓。」林巧嫣說：「他們痛失家人，卻將大體給予我們這些毫不相關的人使用。」她感謝無語良師王宏珠家屬給予的鼓勵和無條件的支持。

林宇亮對於無語良師願意捐出身體讓「陌生人」練習，雖然連家屬都自稱平凡，他卻認為這種全然的「交付」與「信任」關係相當「神聖」，如同醫院裡經過麻醉的病人將自己全然交給醫師，這讓他感到醫師這份職業的神聖性，希望日後成為好醫師，解除病人的病苦與其家人的擔憂。

充實設備，提升訓練層級

回想模擬醫學中心籌建之初，曾國藩教授埋首開發遺體冷凍保存技術，同時與解剖學科講師王曰然規畫建置模擬手術室，利用現有的空間改裝，由慈濟基金會營建處協助施作。

不能說是空間「複製」，醫院開刀房各自獨立，模擬手術室是八個手術臺同時使用，在臺灣甚至國外都還沒有這樣的訓練設施。因為史無前例，他們只能自己想。包括軟體的部分經過詢價、比價，向國外採買了開刀房的刷手設備。

某日，學科接到通知，他們向國外採購的教學設備被扣留在基隆海關，必須派人親自去說明。物品被查扣通常跟走私有關，教學儀器應該不至於被捲入，曾教授帶著狐疑北上，才知道海關也是基於合理的懷疑。

「他們以為慈濟大學是以學校的名義買來給醫院使用，這樣可以免稅。」曾國藩從沒想過這個答案，不過確實也是合理的懷疑。

醫院服務真正的病人，醫學院的教學設備大可接收醫院汰舊的儀器設備，就像弟弟穿哥哥的舊衣服。況且慈濟並非大財團支持，醫院也是會眾捐款才得以興建，學校更應該惜福。

話雖如此，慈濟接受大體捐贈，無語良師不為自身利益，不同於醫院的病人主動求醫，他們信任慈濟，培育良醫的願心深切，這讓上人在一開始便裁示模擬醫學中心的設備全新購買。

「並不是慈濟很有錢，而是對無語良師的尊重。」曾教授說明慈濟創辦人的理念，包括模擬手術課程的開發，都是希望不辜負無語良師及其家屬。

無論模醫中心的設施多麼昂費，曾國藩在參訪來賓面前從來不提；他相信大眾肯定的面向絕對是「無語良師」的奉獻，唯有參與模擬手術的醫師識得中心的「身價」，特別是涉及資源分配的慈院醫師，難免有所比較。

「他們買下的相當於一個醫院的開刀房設備，有顯微鏡、腹腔鏡……，那四臺顯微鏡比我開刀用的還要好，我都想搬回來用！」花蓮慈院醫師猶如在外工作的哥哥，抱怨成天在家的弟弟竟然一身行頭比自己的還光鮮！

模醫中心當初遷就既有空間，天花板高度有限，部分設施在不使用時也無法向上收納，因此陸續增添的多為體積小、移動式的精密儀器，日後若有機會建築硬體，能更新為具有足夠挑高及更有整體規畫的空間，這些都能再延續功能，更能將捐贈者的無私託付，以及模擬醫學中心設立的宗旨發揮得淋漓盡致。

看著模擬手術室正在使用的超音波掃瞄機，外型輕巧、移動迅速，開機後待機時間短，而且成像清晰，同樣帶著欣羨的口吻，另一位醫師形容慈院使用的那臺「戰車」，體型大、外殼經常碰撞，本來有意將機齡十多年的超音波掃瞄機轉給偏鄉的分院使用，但是小地方要找人定期維修反而不容易，醫師臉上出現哭笑不得的表情。

「好的設備應該優先給病人使用，但是上人是不分的！」花蓮慈院林欣榮院長說。

只是手術「模擬」，為何模擬醫學中心不只一開始購置全新的手術室設備，之後更陸續購進精密儀器輔助手術訓練課程？

「之前，我們的模擬手術都是『盲』的、直接開刀進去。」曾國藩表示，無語良師捐贈大體時並未附帶醫學影像檢查資料，因此進行模擬手術訓練時，醫師可藉由儀器在術前取得即時影像，並於操作術式之後再用來確定是否精準。

以骨科手術為例，醫師在打入骨釘固定前，只要透過X光機現場取得影像，確認位置再做固定，之後再檢查是否精準到位；近幾年取代部分骨科關節手術治療的增生療法，增生醫學會包括骨科、復健科等，成員在模擬手術主要學習以注射葡萄糖溶液引起輕微發炎的方式，經過組織增生及修補來強化肌腱等構造，以達到治療關節等骨頭痠痛問題，甚至可以一勞永逸不再疼痛。因此學會在模擬手術課程主要以超音波影像為輔，再進行精確位置的注射治療，這樣才能更加安全。

引進儀器設備，目的是為了提升手術訓練的層級，這幾年，模擬醫學中心除了提供醫學生基礎術式的訓練，國內各家醫院醫療團隊也前來模擬創新術式，更邀請歐美、亞洲各國的醫師講師，利用中心良好的訓練設施，以及保存在最佳狀態的大體老師，舉辦術式交流以及專科證照的國際認證工作坊。

為了添購教學訓練設備，身為中心主任的曾國藩很早便以「賠錢貨」這個通俗字眼，形容這個免費與外界資源共享的手術訓練中心，更清楚自成立以來「倒貼」了多少錢！然而他說：「模擬醫學中心不只是一個單純的教育設施，而是一個利他的道場，人間佛法實踐的極致，也是慈濟的特色。」

回歸初衷，創新傳統解剖學

「培育人才是很花錢的！若是這些醫師送到國外訓練，經費不得了！」臺灣內分泌外科醫學會吳鴻昇醫師，同時也是彰濱秀傳亞洲微創手術教學研究院的名譽院長，他指出，醫師都需要教育但學會缺乏經費，模擬醫學中心所提供的免費訓練無異是一項福音！

這麼昂貴的模擬醫學中心一直有人在討論該不該收費？依照花蓮慈院林欣榮院長的經濟學理論，「如果是我，一定要收費！」他說，使用者付費怎麼說都合理「但是上人的理念與眾不同！」

無語良師的奉獻無私、無求，因此而無價！儘管海外醫學生或外科醫學會的醫師主要是為了修習專業技術而來，曾國藩認為，慈濟對待大體老師的作法，與他們過去接觸大體解剖的經驗完全不同，「在這裡，可以感受到生命如此被尊重，而且是該被如此尊重。」

感動之餘，如二〇一七年四月應臺灣口腔顎面外科醫學會邀請，來自德國奧登堡醫院（Klinikum Oldenburg）的克里斯汀．迪努（Christian Dinu）醫師，在模擬手術中擔任講師，感受無語良師的奉獻，認為自己也可以做同樣的事，因此捐出講師費給模擬醫學中心；巴西醫師狄德羅．羅德里格斯．佩雷拉（Diderot Rogriques Parreira）不只捐款，還主動表示願意加入慈濟在該國的義診。

「千百年來，人類不會多一條神經或血管。解剖學能有什麼創新？」曾國藩教授曾經以為不可能，卻還是用力翻轉了傳統解剖學。

位在花蓮慈濟大學小小的模擬醫學中心，一年八次模擬手術課程已經達到飽和，每次課程都舉辦無語良師的啟用與送靈典禮，龐大支出所形成的「虧空」一直是用愛心彌補。慈濟慈善事業基金會挹注來自全球慈濟人的捐助，才有辦法維持至今，並博得美國、日本、加拿大、歐洲等多國講師盛讚這是他們見過「世界第一名」、「一流的」手術訓練中心！

慈大醫學生曾將大三的解剖學課比喻為「過火」儀式，通過勇氣的測試；畢業前再經模擬手術課程增強臨床應變的信心，很多學生在此時決定走上外科，立定志向。曾國藩想過，模擬醫學中心既是特殊外科手術訓練中心，也許日後慈大醫學系可朝向針對有意當外科醫師的年輕學子進行招聘。

慈濟的模擬手術教學從二〇〇二年第一次試作至今，十八年來，特殊資源共享除了提攜醫界專業技術，更提供人文情境體驗，希望醫者找回初衷，帶動醫療與人文並進，讓醫師的學習經驗值，不可同日而語！

〔註一〕參閱《慈濟月刊》第五〇二期，【國際慈濟人醫會十周年年會】特別報導之「遠行千里：玻利維亞醫師美夢成真」，葉子豪撰文，蕭耀華攝影

〔註二〕參閱《寫作——我的作家生涯》一書的後記。史蒂芬．金著，曾靜瑤、高美齡譯，商周出版，二〇〇一年一月初版

變臉——全臉移植手術預備式

「全世界都來了。攝影機和麥克風大筆陣仗排開，全球媒體都爭相目睹她的面貌，她就是伊莎貝爾D小姐。」

伊莎貝爾（Isabelle Dinoire），不是喜餅廣告的新娘，全球爭相目睹的這個法國女人，因為擁有「兩張臉」而名噪一時！

她本來有一張美麗的臉，但一次當她想暫忘諸多煩惱而吞下藥物之後，卻在倒下時撞上家具而昏迷。愛狗塔妮亞為了叫醒她——事後她相信牠絕對是為了要救她——結果咬毀了她的半張臉。從鼻子、嘴唇到下巴這個倒三角形地帶，據醫師所見，她只剩下鼻骨，牙齒外露，嘴唇和下巴這兩處柔軟而性感的部位已經沒有了！

無辜犯錯的塔妮亞被送到動保中心，伊莎貝爾也住進了法國北部的亞眠醫院，耳鼻喉科、顎顏面外科、整形外科醫師都無法為她修補這張破碎的臉。在不斷清創換藥過程中，她從其他住院病人身上已然看見自己的命運。

以傷勢的嚴重度，若不想一輩子都戴著口罩避人耳目遮遮掩掩，也許她需要換一張臉——接受臉部的異體移植手術。醫師指出，在被狗咬傷的案例中，大部分都是撕裂傷，伊莎貝爾的傷口卻很平整，像被手術刀切下來的一樣。這帶給她截然不同的機會。

《我接受了她的臉：全球首例變臉手術紀實》（*Le Baiser d Isabelle: L'aventure de la Première Greffe du Visage*），由法國學者兼作家諾愛拉．夏特雷（Noelle Chatelet）所撰寫，本書記錄伊莎貝爾在二〇〇五年五月被自己的狗咬傷而毀容，結合法國南、北主要兩家醫院等醫療專業人員的投入，也很幸運等到合適的器官捐贈者，終於成功創下全球第一例變臉手術。

諾愛拉．夏特雷從隔年二月在亞眠醫院召開的記者會寫起，她以古希臘荷馬史詩「奧德賽」的長征，形容這項醫學壯舉！

外科神技從練習開始

二〇〇五年，全世界還沒有醫師做過全臉移植手術，不過在一九九七年上映的好萊塢電影《變臉》（Face/Off），導演吳宇森已經超前創造了這項技術。劇情描寫一位聯邦調查局探員，經過外科「變臉」手術，讓自己變成恐怖對手的臉，經歷身分混淆帶來的內心煎熬，好不容易終於擊敗對方。

在電影中創造一個無所不能的神，或一個無懈可擊的外科技術很容易，但是現實世界沒有這麼便利。

不只全世界第一例變臉手術，第一例雙手移植手術也在法國。諾愛拉·夏特雷在書中提到，參與伊莎貝爾全臉移植手術的團隊之一，包括里昂醫院的尚米歇爾（Jean-Michel D.），這名醫師正是全球手臂移植手術的先驅，該院在移植手術的免疫照顧專業能力，無人能出其右，因此伊莎貝爾在亞眠醫院成功變臉後，由里昂醫院接手照顧。

異體組織移植手術已經探索出可行之路，其後必有追隨者。臺灣醫界雖然還沒有做過變臉手術，二〇一九年，高雄醫學大學附設醫院外科部主任郭耀仁醫師向衛福部申請變臉手術，四月中旬便帶領團隊來到慈濟大學模擬醫學中心，在無語良師身上練習。

二〇一四年，在全球手臂移植七十多例中，高雄長庚醫院團隊在魏福全院士的帶領下，創下了亞洲手臂移植手術第一例的輝煌歷史；而郭耀仁醫師正是靈魂人物！這項記錄也成為國內醫療水準的標竿。

在亞洲首例手臂移植新聞過後兩年，二〇一六年十一月，慈濟大學模擬醫學中心的外科進階術式，結合了臺灣整形外科、美容外科、顯微重建外科醫學會等，其中，林口長庚醫院和臺大醫院的團隊都在此次針對手臂與全臉移植手術，進行臨床解剖的探討。可喜的是，已有充分準備的林口長庚團隊很快就在隔年，成功地完成臺灣首例雙臂移植手術。

在全臉移植手術方面，臺大醫院整形外科謝孟祥醫師指出，顏面燒傷、車禍或因臉部腫瘤接受大面積切除的病人，會需要這項精細而複雜的手術治療；透過模擬手術，最重要的一點是詳細了解顏面神經的解剖學細節，只有大體老師能讓他們層層剝開，深入觀察。

整形外科劉澄醫師在無語良師臉上練習拉皮手術，「拉皮不只處理皮膚，下面的筋膜也要一併處理，若是手術不熟練，容易造成顏面神經受傷。」他指出，拉皮是整形外科常見的手術，但是接受醫美手術的病人都是正常狀態下進來，一旦在手術中受傷，一定無法接受。因此，這項手術在住院醫師階段還不會做到，必須再經過好幾年的訓練才能上手。

「任何手術都必須純熟，包括簡單的縫合都必須經過練習，在病人身上才能避免傷害並且節省時間。」他說，由於活人的組織柔軟才能拉動，往生者的皮膚不若活著時柔軟，因此他只做下顏面和中顏面，沒有做前額，主要也是將顏面翻開，了解臨床解剖構造。

臺灣本土式的外科修煉

「伊莎貝爾的美貌讓人目瞪口呆！」二〇〇五年十一月二十七日，伊莎貝爾在亞眠醫院重新誕生的這張臉孔，被醫療團隊當成藝術品般。

告別了只剩鼻骨的可憐的伊莎貝爾，再看二〇一六年十一月，在慈大這一梯次模擬手術，當時的臺灣美容外科醫學會祕書長劉致和特別指出，臺灣以前像這樣的解剖課程，類似的手術都是從海外進口標本——包括骨頭、頭顱或頸部等。

「慈濟大體老師深具『本土』意義。」他說：「進口的大體標本是西方人種，以整形外科常做的隆鼻、鼻骨的重建手術來說，東方人和西方人的鼻骨高低不同，東方人的鼻肉也比較多，因為人種不同，血管分布也有差異性，這一直是醫學會長期討論的題目。對於解剖構造的了解別具意義，也關係到日後手術的安全性。」劉致和醫師感謝慈濟給予機會，讓他們得以解答學會討論多年的疑惑。

確實，臺灣醫師不太可能有機會替國人做出一個伊莎貝爾的高鼻子。除了無語良師的身體在人種上的差異具有本土意義，劉醫師更感性指出，慈濟結合臺灣的禮儀習俗，真正辦一個完整的人文典禮，讓家屬安心的過程，也讓很多醫師感受到其中對人的尊重。

「大體老師的貢獻不只在教室裡，我們會把聲音傳出去。」他說。

外科醫師的養成訓練，花費不少時間在技術養成，往往無法優先想到人文面向的涵養，劉澄醫師也認為，並非人文不重要，而是兼顧先後順序，結合人文才完美。

「學習是多方面的，有專業的學習，也有待人處世的面向，以及社會互動的學習，每個學習層級不同，每個人的體會也不太一樣。」劉澄表示，人很容易在一個環境中就習慣了，每個人在舊有的模式中很難再創新，因此要時常跳脫環境，譬如遇到不同的人也會給你不同的啟發，這是好事。

譬如慈大要求將無語良師的身體縫合完整，這是對老師與家屬的承諾；對整形外科醫師來說，在臨床，拉皮手術從病人臉上切除或剪下的組織，「理智上認為反正就是不需要，但這是尊重家屬的觀感。」劉澄說，來到模擬醫學中心，就是「入境隨俗」，透過形式表達誠意。

二〇一六年年底，自長庚轉任高雄醫學大學附設醫院外科部的郭耀仁醫師順利挑戰了「高位手部異體移植」，二〇一九年四月，郭醫師與所屬的臺灣美容外科醫學會再到慈大模擬醫學中心進行進階術式模擬。郭醫師表示，包括在第一例手臂移植手術成功之前，他在慈大模擬醫學中心無語良師身上試做過所有的練習，「真正的手術要跟時間賽跑，團隊愈熟練對患者愈好。」前後至今，他到模擬醫學中心練習已經不下十次。

不只專注鑽研外科術式，「慈濟的模擬手術課程是慈濟四大志業的結合，從慈善關懷到醫療、教育到人文，在這裡學到的不只是專業技術，還有人文關懷。」郭耀仁醫師指出，只要時間允許，他都會鼓勵大家一起參加人文典禮。

人本精神，放諸天下皆準

再來關心一下伊莎貝爾小姐，這位指標性的病患在醫療上獲得很大的支持，包括心理層面；而身為病人的她所擔心的，即使在移植手術成功當時，依然是來自周遭異樣的眼光。

「全世界都來了！」在作者簡潔而有力的開頭底下，讀者看見各家媒體虎視眈眈造成的現場紊亂。「那些人準備揭露這位被人稱為『有兩張臉』的女病人。」作者如實報導。

記者會中，「要如何把別人的臉變成自己的？要如何與被死亡召喚的另一人身上的一部分共處？這張臉是活著的嗎？它有身分嗎？」記者總是忙著探問隱私，對伊莎貝爾來說，她想要什麼？

「是的，這張臉現在是她的了，有了這張女人的臉之後，她只企求一件事情——恢復正常。」

讓我們回到書中動人的一頁，那是尚米歇爾醫師拜訪亞眠醫院的那一天，他要求見伊莎貝爾。

「不可能，不可能讓一個女人這個樣子！我們要想辦法！」尚米歇爾在看見伊莎貝爾取下面罩時，「有種恐怖參雜著不適的感覺，但是同時他的心中也有種很強烈的情緒，他很清楚那就是感同深受。」作者告訴我們，尚米歇爾假想如果是自己的女兒被毀容的樣子。

也許我們從來不知道這些醫師所追求的不是功成名就，而是讓他們所遇見的傷患恢復正常。尚米歇爾見到伊莎貝爾時，關注的是眼前這個女人所承受的痛苦，而不是想在移植領域的另一個山頭插上一面旗幟，這也讓貝爾納醫師確認他們是「同路人」——儘管在一開始想找里昂醫院合作時，也閃過是不是等於「把自己生的孩子送給人家養？」的想法。

排除了跨院的門戶之見，醫療的進步不是為了創造明日之星、助長醫療院所的聲譽、賺進更多金錢，而是攸關人類福祉，以及所交織的人性光輝。

鎂光燈下閃現的榮耀只有幾分鐘，醫療團隊背後付出的努力卻很漫長，全書可以看見醫療團隊為了世界第一例變臉手術，充滿緊張與勞累、挫折和辛酸。不僅是主刀醫師的功勞，背後還需要更多人一起努力。

在書中，我們還看見變臉手術所需要的矯形假器製作人員，這位安東尼的工作是移除與修補捐贈者的臉，他利用石膏模倒入矽膠，再將模子放在已摘取的那張臉，讓矽膠填補傷口進行重建。

臉，是身體重要的特徵，不像肝、腎等內臟器官，在全臉的異體移植手術，臉部捐贈被列為最優先摘除的器官；此外在摘取之後，也必須還原捐贈者的臉，再將遺體交還家屬。

這與慈濟要求每位「無語良師」的學習操作者務必為老師縫合，完整歸還的理念一樣，這是尊重的人文，儘管他們已經是一具屍體，但依然是一個「人」。

模擬醫學中心主任曾國藩教授指出，長庚與臺大醫院整形外科醫療團隊都很強大，堪稱世界級水準，類似這樣的外科團隊不僅各自精進術式模擬，中心也會協助他們安排半天的訓練課程，讓各院所的醫師們觀摩交流；位在後山的慈院醫師更是近水樓臺，得與島內甚至海外優秀醫師一起提攜並進。

儼然是武俠小說中的武林大會，各路英雄好漢都來此交流切磋、為善競爭，透過臺灣外科醫學會，小小的模擬醫學中心高手雲集，一個醫療技術與人文精神並重的訓練中心，冀望的不是創造光環罩頂的名醫，而是像尚米歇爾這樣的良醫！

只有八個手術臺的慈濟模擬醫學中心，希望讓全世界都來！

參考資料：

1《我接受了她的臉：全球首例變臉手術紀實》，諾愛拉．夏特蕾著，林説俐譯，臺北：圓神出版社，二〇〇九年一月初版一刷。

2〈醫學與人文相遇　慈大模擬手術造福臺灣病患〉，李家萓撰文，許榮輝攝影，《慈濟大學電子報》，二〇一九年四月二十三日。

犧牲了豬隊友之後

幾隻豬安靜地躺著，牠們洗過澡也經過消毒，在麻醉過後，站在牠們面前亮出刀子的不是屠夫、獸醫，而是「臺灣外傷醫學會」的一群外科醫師。

練習，宛如無照駕駛，往往比手術本身更加可怕，幸好牠們早已不醒「豬」事……。

豬的體型夠大，於是優先於白老鼠、白兔而中選——動物中心買進幾隻健康的迷你豬，經過幾天的檢疫和照顧，最後將牠們獻給「臺灣外傷醫學會」，做為外傷急救術式的練習。

臺灣的外科專科分科很細，醫師各有專長，卻沒有「創傷外科」；相較於美國的外傷科醫師都受過完整的外傷醫學訓練，臺灣的外傷科在經驗及訓練上相對不足。

在美國，外傷的範圍從頸部到下肢，國內的手術教學本來可以進口軀幹，但是外傷術式不像耳鼻喉科或神經外科只要進口頭顱，加上醫院無法使用大體教學，因此醫學會只好委請「豬小弟」躺上手術臺。

為了模擬多重外傷的傷患，可想見這些小豬儘管不被屠刀割喉，醫師在他們身上製造的莫名傷口絕非皮肉之傷。他們拿起刀、剪朝小豬肥厚的胸膛和肚腹猛力捅下去，一時血流如注，也差不多是每一隻豬生來不可抗拒的宿命吧！

二〇一四年，臺灣外傷醫學會二十位醫師在三軍總醫院利用活體豬練習外傷術式。醫學會理事長簡立建指出，外傷急救手術並非平常熟練的開刀路數，為了提供學習的機會，主持的醫師思考後迅速刺穿豬的身體、深及內臟，造成危及生命的嚴重傷害。幸好豬隻身受重傷時沒有嘶叫哀嚎，也沒有屎尿齊流的掙扎痛苦。

看見眼前鮮血直噴向上的場面，同時也驅動外科醫師的反射動作，簡立建採取應有的行動——找到出血點盡快止血，避免「病人」失血過多、休克致死。他們還不能讓豬小弟死去。

醫師們在豬的身上練習「開胸手術」，這是治療外傷最基礎的救命術，也是心臟胸腔外科醫師擅長的術式，但是其他科別的醫師不一定會做。以簡立建來說，他是大腸直腸外科醫師，開刀部位在腹腔，開胸手術還是必須練習，一旦遇到緊急病人方能應用。

「豬隊友」壯烈犧牲了！簡立建醫師感到抱歉，並提到那次訓練唯一美中不足的地方，是豬的肋骨走向和間隙在臨床解剖與人體大不相同，模擬開胸手術還是不夠真實。

核發國際認證，加速本土人才培育

在迷你豬身上練習創傷急救手術的前五年，外傷醫學會特地邀請當時在美國南加州大學附設醫院受訓的彼普．塔爾文（Peep Talving）醫師來臺傳授要領；十年後，二〇一九年六月，臺灣外傷醫學會邀請美國外科醫學會外傷委員會來臺開辦

「ASSET」課程（按：Advanced Surgical Skills for Exposure in Trauma，高級外傷探查手術技術），當時的理事長簡立建與塔爾文醫師再度見面了！

皮膚白皙、舉止優雅的塔爾文戴著復古頭巾，笑容可掬地出現在花蓮慈濟大學模擬醫學中心。二度來臺的他，其時正效力於祖國愛沙尼亞，此次卻不惜轉機四趟飛到臺灣，只為提攜臺灣外傷醫學的技術，簡立建醫師感謝他的愛護之心。

出血是外傷病患的一大致命危機，因此控制出血是很重要的救命手段。「ASSET」課程是美國外科醫學會針對身體各處外傷出血控制的手術技術。有了慈濟「無語良師」的全身奉獻，參與外傷進階術式模擬的醫師們終於不必再殺豬了！

二〇一八年十月，美國外科醫學會、同時也是美國南加州大學附設醫院外傷科主治醫師莉迪亞·林（Lydia Lam）到中國講學，結束時取道臺灣，到花蓮慈濟模擬醫學中心參觀，肯定慈大良好的訓練設施以及教學大體的品質，這是美國外科醫學會外傷委員會決定來臺開辦「ASSET」課程的關鍵因素。隔年三月，臺灣外傷醫學會理事、花蓮慈院外傷中心主任王健興赴美參加「ASSET」課程，雙方很快敲定，促成美國外科醫學會首次在臺灣開辦訓練課程，並針對通過考核的醫師直接核發國際通行的外傷醫學資格認證。

代表美國外科醫學會外傷委員會前來指導的三位醫師，有加拿大的外科醫學會現任主委尼爾．喬迪．派瑞（Neil Geordie Parry）醫師，以及塔爾文和林醫師。依照訓練師生比例，「ASSET」課程利用八位大體老師展開兩天的訓練，以每梯次十六位學員，分成兩梯訓練出二十四位合格醫師以及八位臺灣本土的指導老師。

在這次課程，慈濟模擬醫學中心具備朝向國際化手術認證的潛力被看見了！已經在美國接受外科醫學訓練並取得ASSET證照的簡立建、王健興、賴偉弘、李伯居四位醫師，也通過試教取得合格的講師資格。這代表臺灣外傷醫學會日後可與慈大模擬醫學中心合作舉辦ASSET課程，以更低的訓練成本，加速本土人才的培育。

外傷處理的狀況有多複雜？王健興醫師舉例，開車自撞橋墩又引起火燒車，傷患骨折合併燒燙傷送醫，該由哪一科醫師進行收治？應優先採取哪些急救措施？「每個外科專科都有外傷處理，全部加總起來就是創傷外科。」他指出，臺灣的外科醫師比較欠缺全面性的外傷急救訓練，這項技術集中在某些專科，甚至也做得不多；由於經驗不足，遇到病人也不一定會做，因此需要加強訓練。

「美國的外傷以槍傷居多，臺灣的治安環境相對安全，外傷多為車禍造成的鈍、挫傷。」簡立建記得在美國的急診室學習時，經常有槍傷病人被送來，這在臺灣非常少見。

王健興也指出一個現象，三十年前國人十大死因排行，事故傷害排名第三；自從重視公安及交通安全法規上路，明定騎乘汽機車必須配戴安全帽、繫安全帶，近幾年事故傷害降至第六位。隨著事故傷害降低、嚴重受傷的個案數減少，臺灣醫師的外傷處理與整合能力反而生疏了！

為了提升外傷處理能力、及時搶救病人，花蓮慈院成立外傷中心，遇嚴重的多重創傷病人，急診醫師在第一時間啟動外傷中心，外傷值班醫師會在十分鐘內到達急診室擔任負責人，整合外科、骨科、神經外科、放射科醫師和技術員及護理師加入搶救；社工員也會到場，在家屬聞訊趕到時給予協助。

「搶救外傷出血一定要快，慢慢做，病人就死了！」王健興印象深刻團隊處理過的棘手案例，傷者開車自撞電線桿，送到急診還有意識而且能說話，只是一直冒冷汗。經超音波掃描發現心包膜外都是血水，初判是心臟破裂。他們推送病人一路從急診衝向二樓開刀房，同時聯絡心臟外科和麻醉科醫師。

一到開刀房接上生命監測儀器，病人突然失去呼吸和心跳，心臟外科醫師立即進行開心手術，麻醉科團隊幾乎是和手術同時進行。

「外傷醫學最特別的地方就是不知道受傷部位，狀況不明。」王健興醫師指出，直接被刺傷的心臟破裂案例很少見，大多是臟器遭到撞擊後甩動而被拉破，這稱作「鈍傷」。外傷急救的變數很大且極具挑戰性，一旦像這位患者最後在團隊努力下搶救成功，走出醫院再次擁抱生命，醫療團隊的成就感也很大！

救命分秒，優先止血

依照美國外科醫學會訓練手冊，課程依術式設計，從頸部到腳底，模擬頸、胸、腹、骨盆，以及上、下肢共五個解剖區的創傷暴露，共有十七個與外傷相關的術式練習，這是高級創傷外科手術技巧，重點在於止血。

在大體老師身上練習，最重要的是認識解剖結構，這在活體豬身上無法做到。

同樣地，為了模擬急診多重創傷，醫師在術式開始之前必須切開或刺穿人體老師的臟器，但不若對待活體豬那般，讓牠們瞬間從健康到瀕臨傷重致殘，最後邁向死亡。

大體老師默默承受著術式練習，成為醫師的老師；國外的指導醫師分別傳授各組操作方法；簡立建、王健興等四位醫師則輪流試講，掌握術前說明，以及平均十到十五分鐘不等的操作時間，相當緊湊！

「女性，六十一歲，車禍事故送來急診，已陷入休克。」模擬狀況題之一。

「fifteen minutes！」簡立建高聲令下，四組外科醫師準備動手，計時十五分鐘完成術式。

「Angio！」醫師齊聲呼應，聲音高昂且帶著興奮。不解的人乍聽以為醫師在術前祈求「天使（Angel！）」護佑，其實他們說的是「血管攝影（Angiography）」的簡稱。

在不確定受傷部位的情況下，急診醫師通常以電腦斷層找到病人的出血點，接著進行血管栓塞或手術止血、縫合血管，這是最快的救命術；但是當生命徵象不穩定或沒有影像科醫師支援時，外傷醫師會直接做開胸手術，盡快止血以穩定病人的生命跡象。

大體老師身上沒有血流，加上模擬手術室無法進行血管攝影，因此學員直接練習開胸手術。王健興醫師說，他們在術式開始前故意齊聲呼叫「Angio！」，其實是反向提醒自己在緊急狀況下，優先以手術止血處理外傷，而不要太依賴血管栓塞。

簡立建指出，為了讓學員感受時間壓力，美國的主辦單位有時會在大體灌入氣體，再放上壓力幫浦，藉以模擬病人出血的狀況；或在血管注入有色溶液充當血流，藉以增加臨場感。

「five minutes！」簡醫師在四個手術臺輪流走動，注意每一組的搶救進度，還不斷倒數、催促醫師加緊動作。沒做過開胸手術的醫師難免小心翼翼，也許是對大體老師的敬意，還有尚無法駕馭新術式的心理障礙吧？只聽見他大喊：「用力！」鼓舞醫師大膽將刀子往胸腔劃開。

被時間一路追趕，醫師在大體老師身上模擬各種術式，現場沒有鮮血淋漓，卻猶如不斷打著游擊戰。接手的病人包括心、肺、肝臟中彈；或肚子被捅了一刀；或車禍嚴重撞擊骨盆腔；或遭高樓掉落的玻璃刺中頸部和鎖骨附近造成大出血；還有手、腳被砍斷或打斷的傷患等。

王健興醫師指出，刀槍傷患者的存活機率比鈍挫傷來得高；因鈍挫傷而進行開胸手術的存活機會小於百分之十，但還是要做，否則等於沒有機會。骨盆腔有很多血管，嚴重撞擊大量出血搶救成功的機會大概只有兩成，但也是不做就沒有救。眼前只是模擬，有朝一日卻可能救人於危急，醫師們步步驚心、步步為營，依照標準流程全面進行創傷出血控制。

「外傷第一時間處理妥當可以避免後遺症，以及殘障甚至是死亡。」簡立建醫師表示，醫師擁有技術和資源才能救人，而外傷大多發生在年輕人。他同時也希望未來有更多的外科住院醫師或年輕主治醫師參與，以相對較少的資源救活這些年輕病患，對於國家及社會都有相當的貢獻。

「一般外科大多是做腹腔手術，受過外傷醫學訓練之後，就可以幫助處理外傷病患。」花蓮慈院一般外科張群明醫師，慈濟大學畢業後專攻器官移植領域，他肯定外傷醫學會的認證課程，讓成員學習到各式創傷的出血控制，而且有機會在大體老師身上打開許多結構進行練習，內容相當扎實。

人文洗禮，看見生命

儘管試教忙於掌控流程，簡立建醫師在訓練課程即將結束前，仍利用些許空檔拾起手術刀，探索鎖骨下動脈出血的搶救。這個部位很少有機會剝開看清楚解剖位置，了解血管的分布，他相當珍惜在大體老師身上難得學習的機會。

隨著緊湊的術式練習，大體老師身上也累積許多傷口，當學員正在練習或討論時，只見派瑞與塔爾文醫師默默地為大體老師縫合，動作俐落而優雅。這對他們而言是特殊的人文體驗。

王健興醫師回憶到美國受訓，課前稍微說明術式就開始操作，至於大體縫合則交給專人處理，通常是以粗如麻繩的線縫合，操作者與大體沒有任何連結，純粹傳授技術、缺乏人文。

「大體老師得之不易，假設有良好設備卻缺乏大體也無法進行教學。」塔爾文醫師表示，他昔日管理過很多遺體實驗室，慈大模擬醫學中心令他印象深刻，包括空間乾淨，器械設備很好，人也很友善。

「我們的大體從冰箱拿出來，沒有名字，臉也蓋起來；但是在這裡是一個『人』，學員與無語良師的關係更富有人性。」他還說在慈濟，課前默禱、下課再向大體老師鞠躬感恩，都是前所未有的體驗。

在送靈典禮當天，派瑞醫師因為上午在花蓮慈院有一場演講，僅能在旁觀禮；林醫師和塔爾文醫師則走在送靈隊伍中。後來派瑞醫師在感恩追思會，聽聞家屬分享母親往生那天，將大體送來花蓮的公路途中遇見落石，家人還是完成她的心願，不禁流下眼淚。他說，每個人都有家人，也都有分離的經驗，他能感同身受。此行，他肯定慈濟無語良師和模擬醫學中心的作法，表示會將部分經驗帶回去。

「在一開始，我們就能知道無語良師生前的故事，這在美國或其他地方都從未經驗過，也改變了我對大體的觀念。」塔爾文醫師認為，慈濟最特別的地方在於對捐贈者的追思和感謝，這使得學習活動具有不同意義，家屬也很滿意家人的奉獻為醫學教育帶來很好的學習。

「過去只認為是個物體，但在這裡看見的卻是『生命』！」

模擬韓風削骨術

韓劇中的女神、男神，很多明星臉都經過醫美整形改造。這個民族為何對於能擁有一張瓜子臉趨之若鶩？臉部「削骨」手術這股韓風也吹到了慈濟模擬醫學中心，連鄰近的亞洲國家醫師都來學習！

二〇一九年六月，慈濟大學模擬醫學中心來了三位韓國醫師，他們在臺灣口腔顎面外科學會的模擬手術課程擔綱講師，課席間示範最拿手的「削骨」手術——讓顴骨縮小變成瓜子臉。

這是醫學會第四次到慈濟模擬醫學中心進行術式交流。除了邀請韓國講師授課，還有泰國、日本和菲律賓的學員透過醫學會網站，關注模擬手術的日期，也把握機會前來慈濟大學觀摩學習。

「韓國人的臉較寬扁，所以流行削骨。」臺北慈濟醫院口腔顎面外科主任夏毅然揭開謎底。臺灣醫師在臨床較少做顴骨手術，而韓國醫師因改造過較多的「國字臉」，故正顎手術的經驗和術式有值得臺灣醫師學習的地方。

學會理事長、嘉義聖馬爾定醫院口腔顎顏面外科主任羅正興說明，每次的模擬手術交流都安排不同課程，這次主要探討顏面骨的削骨手術，手術範圍涵蓋顴骨、上顎骨及下顎骨，其中又包含了軟組織的眼瞼手術。這項眼瞼整形手術會使正顎削骨手術的患者更有錦上添花的效果。

矯正下頷骨角度過於突出的國字臉，或造成上、下牙齒咬合不正俗稱的「戽斗」，都屬於正顎手術。夏毅然說，手術難度在於口腔很小，操作術式本身就有難度，加上用來敲斷骨頭的截骨器械相當銳利，沒有親自做過或是經驗不足的醫師，實際要在病人身上操作不只會怕，更可能造成傷害。

深刻感受慈濟的人文

口腔顎面外科是國立部定的專科醫師，主要在處理顏面先天性畸型、外傷以及外傷後造成的變形、口腔顎顏面區域的腫瘤，以及頭頸部腫瘤切除後的重建、頭頸部感染，以及顳顎關節障礙等。

「醫學是技術的傳承，加上自己經驗的累積，才會有信心。」專注在口腔顎面外科的夏毅然醫師說，口腔很小，因此年輕的口腔外科醫師在臨床學習的時候，很難看清楚資深醫師如何操作手術，傳授經驗並不容易；然而透過模擬手術，學員操作起來就跟臨床手術的感覺一樣，較容易習得技術。

一位參與模擬手術的學員告訴夏毅然醫師，他過去所學的口腔顎面外科手術，實際並不容易看到老師如何操作，一旦成為主治醫師，面對病人也只能憑著印象和想像摸索，將拼湊學來的技術拿到病人身上「實習」。經過慈濟模擬醫學中心的訓練，他有信心真的學到了！

缺乏經驗確實容易犯錯，新手醫師在練習正顎手術的時候，使用器械在小小的口腔內鑽打，截斷下顎骨必須施力，因此容易疏忽必須同時托住無語良師的下巴當作支點。夏毅然趕緊上前提醒，否則術後可能造成病人下巴脫臼，而且器械相當銳利，一不小心也會刺穿病人下巴皮肉；還有，「在切割骨頭之前，上唇最好用紗布包住或墊著，否則有時以為手術順利，但你把病人的嘴唇絞爛了！」夏毅然頻頻觀察手術臺上的操作，殷殷提醒。

口腔顎面外科與牙科醫師的工作內容大大不同。羅正興理事長表示，臺灣的口腔顎面外科訓練機構大約近二十家，訓練出一個擁有執照的專科醫師大約需要五年的時間。醫學會訂定訓練標準，醫師必須參加訓練獲得學分，或必須獨立完成幾例規定的手術才能通過，如下頷骨骨折必須實際操作十例才能考專科，而且並非訓練結束就能成為專科醫師，而是必須通過筆試和口試。此外，專科醫師每六年換證一次，必須不斷參加手術訓練、累積一定學分取得換證資格。

專科醫師的技術養成不容易。過去沒有無語良師的模擬手術課程，即使考上執照的新進專科醫師實作經驗還是不充足，藉由模擬手術課程可以大大提高新進專科醫師的實作經驗。羅醫師更肯定慈濟的模擬手術不只是教醫學，還包括無語良師的行誼、追思和送靈典禮等。他參加過三次模擬手術，除了學到技術，對於人文典禮，他每一次都有更深的體會。

在技術上，臺灣口腔顎面外科醫師可以到國外學習，也有其他醫院舉辦類似的模擬手術邀請國外醫師蒞臨指導，但是慈濟的人文層面做得比外國或是其他醫院好，「經歷這些典禮才能體會什麼是親情，什麼是小愛與大愛。身歷其境，看見家屬為何願意送無語良師來，看見家屬的表情，知道他們內心的情感，親眼看到了，才知道這種情感的複雜性。」羅正興即使人事歷練豐富，也認為這些感受並不是三言兩語能夠形容。

「在來之前，對於慈濟文化沒有很深的體會，只知道慈濟基金會做了許多令人感動的事。」羅理事長在模擬手術期間接觸慈濟志工，光是用餐時受到志工師姊如媽媽一般的招呼，對於志工們善盡本分、默默付出的精神也大為讚佩！

捐者的捨和家屬的不捨

「雖然無語良師不會痛也不會流血，但我會心痛，所以還是請你們輕一點。」無語良師家屬、慈濟志工林榮宗的這段話，特別觸動夏毅然。

「家屬不捨，但是都尊重老師的意願。」夏毅然醫師說，林榮宗師兄的父母和妻子、岳母都是無語良師，四位至親奉獻醫學，此次啟用的是他的母親林李蘭女士。林榮宗也是醫師，他說自己是過來人，在學醫過程中有很多東西並不懂，「與其把零經驗用在病人身上，不如在無語良師身上練習。」站在同是醫師的立場，林榮宗支持家人捐贈大體。

夏醫師說，國外使用的教學遺體大部分只是頭顱和軀幹，而不是全身，他做過一次模擬手術，就只是用一顆頭顱。

「操作時會想到：那麼這個人的身體呢？奇怪，這個人怎麼好像被謀殺了一樣！」雖然並不覺得恐怖，但是看見一個身體不完整的人，他心裡總覺得奇怪。

「來慈濟之前，以為醫療就是醫療。但來慈濟之後，會覺得醫療應該要跟人文合在一起，否則會變成冷冰冰。」夏毅然自軍醫院退休後到慈濟醫院服務，這幾年也參與慈濟海外賑災義診，到過約旦、莫三比克等災難與貧窮國家，帶給他不同的體會。

六十一歲的他自稱「老頭子」，帶著中生代醫師在模擬手術指導著年輕醫師，「外科醫師一定要有操作過的經驗，動手做就會縮短學習歷程，避免犯錯。」

「一將功成萬骨枯。並不是你很偉大、很聰明，而是很多人在幫忙、在造就你。」在模擬手術課程中陪伴學員，夏醫師鼓勵用心學習並且全程參與，才能了解大體捐贈者的「捨」與家屬的「不捨」，懷抱感恩心。

回首二〇一六年八月，夏毅然拿著麥克風站在臺上，他的手微微顫抖，鼻梁上的鏡片泛起微霧……，當他哽咽時，臺下響起一片掌聲，那聲浪輕如一波波潮水推湧，鼓勵他別難過、繼續講下去。

在無語良師的送靈火化典禮，等待火化後領取骨灰的空檔，慈濟大學模擬醫學中心安排了感恩追思會。無語良師的行誼透過一張張簡報播放，這些曾經熱烈活過、至死不休的大體捐贈者，此刻也正在烈焰中化為灰燼。

與會者重溫他們平凡的生活與不凡的決定，結合慈濟人文真善美志工拍攝該梯次家屬從報到、大體啟用，以及模擬手術操作情形，至最後的大體縫合、著衣、入殮、送靈片段，由模擬醫學中心影音剪輯人員製作成一段影片，會場就像是個集體的告別式。

平凡人生，不凡的靈魂

家屬和參與模擬手術的學員代表上臺致辭，在一片感恩、感動摻雜著感傷的氛圍中，有人哽咽、流淚，而醫學生和醫師的心得分享為避免引發家屬傷痛的情緒，他們節制情感，真正流淚的人很少。

夏毅然卻在臺上落淚了！他有著斯文的外表，聲音清亮而平穩，當時身為口腔顎面外科理事長，一名早已在專業樹立口碑的資深醫師，說到前一天為無語良師著衣、入殮，突然哽咽。

在聲音斷掉之前，他說那令他想起二十年前去世的母親。

身為人子，「當年也已經是一名醫師了，卻沒有機會像這一天這樣，為自己的母親更衣，和最親近的母親最後一次接觸……。」夏毅然惋惜：「當時怎麼沒想到這麼替母親做呢？」

前一天將無語良師縫合，穿戴整齊地入殮，他覺得自己就是家屬；而懷著同樣的心情，隔天一早送靈典禮，將無語良師的棺木送至校門口，看著他們乘坐靈車前往火葬場時，他如護送自己的親人離去。

「我對她的了解只有萬分之一，但是我感恩高老師。」在模擬手術課程開始之前，夏毅然在行誼介紹中感恩的就是後來猶如親人的無語良師高玉瓊。

他記得第一次去家訪，「心情很複雜，擔心說錯話會引起家屬的傷痛。」難以想像一名資深醫師，不知面對過多少家屬，但是他還是不免擔心，在醫療領域所遇見的死亡都是醫師已經盡了力，而且死亡之後的事情大概都跟醫師不相關；第一次使用願意在死後捐出身體的人，捐贈者的家庭他不曾接觸過。

好奇心促使他向前，「我更想了解是什麼樣的家庭，能培養出如此無私大愛、化無用為有用的人？」當夏毅然走進那個家庭，他發現雖然是一個平凡而樸素的家庭，女主人是家人心目中的好媽媽、好太太，以及父母眼中的好女兒。

「她賺的錢不多，而且很節省，卻願意給家人買很好的生日禮物。」

「在母親帶領下，她加入環保志工，也帶孩子做環保，與家人擁有愛地球的心。」

「即使不幸生病了，往生前，她在痛苦之下仍願意捐出身體，做為醫師學習之用。先生認為她是勇者，孩子也贊成母親的義舉，造福人群。」

「平凡的人也會發光，高老師就是那一道光！」夏毅然看著臺下，家屬的素衣與明亮的白袍成就了這一切，他期許醫師們發揚無語良師的精神，學到好技術幫助更多病人！

「不看不碰」如何手術？

外科術式英文名稱大多專業難懂，在婦科內視鏡與微創模擬手術課程，應邀來自日本的金尾祐之醫師，其所示範的「No Look No Touch」手術，單字不難，組合起來字義清楚卻看不出手術玄機！

哪有手術不看也不碰的？神仙刀法？令人好奇……。

經過一上午的教學示範，來自東京的金尾祐之醫師（Dr. Hiroyuki Kanao）終於在午間脫下手術衣帽和口罩，走出模擬手術室準備去用餐。結束近四小時的子宮頸癌根除性子宮切除微創手術，他年輕的臉上露出親切和藹的笑容，似乎不感疲倦。也許是專注教學之後的放鬆吧？

他在模擬手術指導花蓮慈濟醫院婦產科龐浿醛、黃琦醫師操作——正確來說是兩名學員醫師擔任副手，由他邊操作邊教學。

二〇一九年六月，臺灣婦產科醫學會結合臺灣婦產科內視鏡暨微創醫學會、臺灣福爾摩沙婦女泌尿醫學會，在慈大模擬醫學中心舉辦術式交流。課程在一開放報名就很快額滿。

花蓮慈濟醫院婦產部婦產科主任丁大清醫師表示，婦產科醫學會間隔七年才再度來到慈濟大學模擬醫學中心進行進階術式交流，主要是婦產科及婦女尿失禁手術教學，必須正好有足夠的女性大體老師；加上每年十幾個臺灣外科醫學會向模擬醫學中心提出申請，婦產科醫學會這次光是提出申請就足足等候了兩年。

婦科內視鏡醫學會分為婦科組、婦癌組和婦女泌尿組，除了金尾祐之醫師示範名為「No look No touch」的子宮頸癌切除手術，此次針對婦女陰道脫垂和尿失禁的問題，醫學會成員也運用人工網膜，以微創手術施行骨盆重建和尿失禁的模擬手術教學。

「不看不碰」手術揭密

微創手術教學的視野小，手術臺邊無法容納太多學員，其餘學員只能在模擬手術室外面的小教室裡，透過螢幕同步觀看手術教學影像。

在模擬手術課程，每個手術臺配有兩名護理師，通常都具有開刀房工作的經驗，主要協助醫師團隊遞器械、準備縫線等，並隨時向模擬醫學中心人員補給短缺的耗材。由於此次近距離觀摩術式的機會難得，兩名護理師的角色也由女醫師們取代，其中一位是慈大醫學系畢業、任職於花蓮慈濟醫院婦產部的李佩蓁醫師。

李醫師在二〇一九年三月於印尼舉行的亞太婦產科內視鏡暨微創治療醫學會中，以丁大清主任指導的「減孔洞方式」，進行達文西微創子宮肌瘤切除手術，那是透過單一孔洞置入多組器械，突破傳統達文西手術至少四個孔洞以上的操作，克服手術操作範圍狹小的限制，不但達到手術效果，更幫助病人減輕疼痛、加速復元。其手術影片報告在各國年輕醫師組別脫穎而出，榮獲該組第一名。〔註〕

她既是醫學生基礎模擬手術課程的指導老師，也在婦科醫學會進階模擬術式把握機會近距離觀摩，向日本講師充分學習。

「No Look No Touch」是一項創新手術嗎？

「這項術式並不算創新，只是金尾醫師將手術的步驟改變了。」透過高雄義人大昌醫院院長張基昌醫師的翻譯，我們知道金尾醫師操作這項術式有十年以上的經驗，因此臺灣婦產科內視鏡暨微創醫學會邀請他前來交流。

「傳統的子宮頸癌手術是大刀闊斧開直的，傷口十五公分，拿掉淋巴腺以及子宮、卵巢、輸卵管，是個大手術；微創手術則利用一到四個洞，每個洞才一公分，把複雜的手術完成。微創手術傷口小，病人恢復快，不用等到排氣就可以下床，因為手術結果一樣，大家通常會選擇微創手術。」張醫師說，微創手術的優點是預後的情況好，這樣對病人更有幫助。

「但是癌症開刀最怕過程中造成擴散。」金尾醫師微笑聽著張醫師的翻譯，儘管不懂中文。

「內視鏡手術四個傷口都很小，拿出來的時候很可能會讓癌細胞組織乘機擴散而造成感染，這是子宮頸癌微創手術可能面臨的風險。」

張醫師翻譯之後進一步解釋，傳統手術傷口大，安全取出腫瘤細胞比較沒問題；內視鏡手術傷口小，取出時最怕擠到癌細胞組織，這有可能造成術後局部復發。

「你要假設有可能會因此而感染，醫學上要假設有，但不一定有，而且大部分沒有。」在病人關心「癌細胞有沒有辦法清除乾淨」的前提下，醫師一直存在「感染風險」的顧慮。

為了避開風險，「子宮頸癌的切除手術本來就會切除兩公分的陰道壁，利用這兩、三公分本應切掉的部分，醫師可以先做子宮頸癌部位包覆的步驟。金尾醫師發明將子宮頸外口的陰道先縫合，看不到子宮頸癌，再進行微創手術。取出時不會因為接觸而有感染的可能。」

終於出現「看不到」也「不接觸」的關鍵字。張醫師繼續說：「把陰道包起來縫合並不是新的技術，不過這項手術在日本還不流行，因為必須再觀察手術十年後；但從病人追蹤的結果，已經獲得比較多的關注。」張醫師說，這項手術，術後五年的存活率超過百分之九十五，高於傳統手術。

輕鬆揭曉的謎底，卻是多麼辛苦而體貼病人的一項微創手術改良；而醫師能讓病人委以重任，在手術之後彼此都感到如釋重負，大概就是此刻在金尾醫師和張醫師臉上看到的神情了！

張醫師說，他和金尾醫師認識多年，對方專精在微創手術。臺灣的微創手術在亞洲，甚至是全世界已經名列前茅，他本身也到美國、韓國等國家去觀摩學習，不能閉門造車。

第一次在慈大模擬醫學中心進行教學，金尾醫師最大的感受是：「這裡有好的人、好的機器，而且感覺好像在『真的病人』身上做手術！」他感謝大家，並且強調他一度錯以為是在病人身上開刀，「慈濟是第一名的！」

執刀醫師的背後養成

婦女陰道脫垂和尿失禁進階手術模擬，由福爾摩沙婦女泌尿醫學會理事長兼內視鏡醫學會理事、高雄長庚醫院的黃寬慧醫師擔綱示範。他是這方面的專家，在模擬手術開始之前，利用所帶來的手術相關資料和影片，向學員分析手術進行中需要注意的細節，以及可能造成的後果，包括各項耗材和固定物的優缺點，最後開放現場提問。

年長婦女經過多次生產後，容易有子宮脫垂現象，嚴重者會壓迫尿道造成解尿困難和尿道感染。除了以子宮托保守治療，還可以選擇手術，運用人工網膜將脫垂的子宮固定在原來的骨盆腔位置。

醫師們討論著人工網膜固定的位置，以及縫合之後拉回來的角度，就臨床最常遇見的困難提出問題。丁大清醫師說，他們即將在無語良師身上模擬子宮脫垂，所以必須學習標記，將人工網膜固定在子宮頸之後，再往上拉到薦骨前面的韌帶，以便將子宮和骨盆底往上提。

手術難度在於需要很多的縫合修補，必須避免傷及神經、血管和輸尿管，而且術後有時沾黏情形比較嚴重。一般對於「術後沾黏」現象，可能認為這是手術帶來的後遺症，嚴重者必須再藉助外科處理；然而丁醫師指出，在這個手術上，術後沾黏卻是需要的，因為得靠身體的發炎反應才能將人工網膜沾黏住，讓網膜具有提吊的效果。

置身在小教室裡，丁醫師對於這個空間相當熟悉，因為它同時是內視鏡訓練箱練習教室。他說，一個醫師訓練成熟的過程很慢，不熟練的話，病人不可能讓醫師開刀。他們平常只能看，加上在模擬手術練習，多練習才會上手；等手感練好了，才能在病人身上開刀。

他在臨床開刀前都會再到這裡練習，內視鏡練習箱看得到裡面，但是人體的腹腔看不見，「必須知道自己操作到哪裡，否則真正手術時只能根據螢幕影像，若是操作角度不對就會傷害神經或血管，縫合的時候也都要避開。」即使身為主任級醫師，他至今都不敢輕忽任一個手術。

花蓮慈濟醫院二〇一四年引進達文西機器人手臂，丁大清醫師指出，達文西手臂可仿人類手指進行三百六十度的靈活操作，搭配3D立體視野的高解析度影像輔助，就像將手伸進病人的肚子裡開刀，比人類手指的運用更靈活，透過影像擁有五到十倍的放大效果，可幫助醫師執行更複雜的腹腔鏡微創手術。

在進行子宮頸癌根除術、卵巢癌等婦癌手術過程中，為了剝離組織、切除病灶，難免造成部分膀胱神經的損害，病人術後必須放置導尿管大約兩到三週，等待控制膀胱的自律神經自行修復。若以達文西手臂開刀，可以減少對神經、血管組織的傷害，放置導尿管的時間也可縮短為一到兩週，觀察病人排尿功能恢復之後即可出院。

解剖學科曾國藩教授也指出，生殖器官與泌尿系統的位置相近，由於病變、反覆發炎或先前手術處理的組織癒合時，都可能造成鄰近器官或組織的表面黏在一起，難分難解；解剖學就是在教醫學生「分辨」。

「如果不讓醫學生了解人體結構，到了臨床工作，可能發生在進行輸卵管的結紮手術時，誤觸旁邊的輸尿管。」他強調基礎醫學訓練的重要性。

「No touch」，也就「No look」

在臨床，實際案例曾經發生婦癌病人接受子宮根除術的過程造成膀胱受損，補救方法除了直接修補膀胱，其次是摘除膀胱再外接管子排尿。

「為什麼開刀摘除子宮卻必須連膀胱也拿掉？哪些原因可能在手術中造成膀胱受損？難道是醫師不小心劃錯？」常見的醫療糾紛往往起因於病人和家屬無法接受手術結果，但手術過程本身存在著一定的風險。

面對民眾對於這項手術安全的諮詢，丁大清醫師指出，術中造成膀胱受損的情形應該不是醫師劃錯，非常可能是因為沾黏引起，當進行組織剝離時，膀胱神經間接受到損傷。

即使發生這類人力不可控制的情形，「膀胱是很Mercy（慈悲）的器官，外圍比較厚，縫起來就不會漏水；輸尿管一樣可以修補，但是可能會漏，有時需要從輸尿管裡面放管子，將傷口從裡面撐起來。」他表示。

參與進階模擬術式、來自大林慈濟醫院婦產科主任許鈞碩也分享處理過的病例，他在為病人摘除肌瘤的過程造成輸尿管受傷，從流出的腹水發現肌酸酐，這是尿液的代謝物，於是會同泌尿科醫師以腹腔鏡快速重建輸尿管。

「如果有達文西手臂的話……。」許鈞碩主任重覆著這句話。似乎醫師永遠感到有所不足，無論是在技術的提升或是先進儀器的引進，無不思維如何增進病人手術的安全，避免造成傷害。

在醫院手術室那一道道自動門後面到底有沒有祕密？——其實是有的。「不要把醫師想得太完美，我們不是神！」穿著手術隔離衣的蒙面人如是說。醫病關係的緊張往往來自彼此不夠了解和過度期待。無語良師的家屬曾向操作醫師坦言，家人在門診就醫時，症狀尚未訴說完整，醫師已經開好處方，這讓他們感到不被重視；也有參加模擬手術的醫師自省，從無語良師家屬的話語中，這才了解自己在病情解釋的表達過於理性，並未站在病人和家屬的立場去對待。

慈濟模擬醫學中心不僅提供醫師在醫術上精進，當醫師、醫學生了解無語良師捐贈的心願，以及與家屬實際互動，相當於醫病之間重新開啟對話，也融合醫學倫理和人文精神的再學習。

「No look No touch」既是婦科微創內視鏡手術的專有名詞，也可以被解讀為一堂「No touch」，也就「No look」的互動體驗！

〔註〕參王兆麟：「微創手術再進化！慈濟醫院獲國際多項大獎」，見 ETtoday 新聞雲，二〇一九年三月二十一日報導。網址：https://www.ettoday.net/news/20190321/1404535.htm。

四、燃燒的孤獨

愛，讓人看見生命而無畏於死亡現象。一群人用熱情燃燒自己，當作前進的動力，甚至甘願忍受孤獨、默默付出，只為成就慈濟大學「無語良師」的特殊人文醫學教育。

這些先生最怕小姐？

幾個男人圍著圓桌排排坐，相貌堂堂只是年紀有點大，頂上若非一抹白霜就是髮量有點少。常見別人為了病老死而無奈哭泣，但他們始終面帶微笑。

死者，是他們主要的服務對象。

他們不是殯葬禮儀公司的員工，而是慈濟大體捐贈關懷志工，自一九九六年開始，專為「無語良師」完成最後心願。有如接受傾城亡國之君或武林幫會之主臨終託孤一般，被交託在手上的都是此人今生僅剩「最後一線希望」，遺體捐贈過程稍有因緣不足恐怕就萬劫不復了。

這些先生在家可不是PTT（怕太太）成員，嘴上卻經常說：「我們最怕

Miss！」最怕小姐？非也，而是擔心「錯過」（miss）——志願者捐不成，絕對不僅僅是一個人的遺憾而已！

最怕志願者捐不成

黃大姊差點跪下來，她用力抱住盧萬得，哭了！「師兄，拜託你！」她說：「這是妹妹的心願，我們一定要替她完成！」

盧萬得眼看這女人——突來的大力擁抱讓他感受一股心將碎裂的崩解，在被抱住那一刻，他也嚇住了！顧不得才和慈大遺體處理人員陳鴻彬電話確認過，花蓮因颱風即將登陸，就算從高雄出發沒什麼風雨，說不定人車將受困在半路。

「師兄，不要送來，太冒險！」陳鴻彬鄭重叮嚀，希望再向家屬溝通。

盧萬得投身捐贈關懷二十多年，謹記不能輕易承諾的原則，但猶抱一絲希望，畢竟人都希望死而無憾。醫院已經開出死亡證明書，救護車也到了，志願者就差這一關，難道天意竟是捐不成？

他再次撥通了陳鴻彬的電話……。

臺北。入夜雨聲淅瀝，謝為燦夫婦在浪漫詩意的夜晚睡下了。凌晨一兩點，耳畔傳來音樂聲響，不是鬧鐘卻是他的起床令；太太吐了一口氣背轉身去，聽見他走出房間接聽手機，更衣後駕車離去。

他有兩支手機，白天經常忙線，半夜還輪流響起，兩款鈴聲大部分都會催他立刻出門。有時半夜不見人影，太太睡得正香，她醒來才知道他又在城市某處替人辦「終生」大事。

謝為燦按址尋去，喪家位在臺北東區繁華地段一家百貨公司後方，小巷弄是個無尾巷，兩邊互不相通，他倒車出來繞往另一頭，走上老舊公寓三樓之前，電話通知也在半路趕來的志工胡耀輝。

確定大體符合捐贈，家屬已接通一個緊急勘驗遺體的電話，取得死亡證明書之後到樓下超商影印備份，謝為燦、胡耀輝與救護車司機合力以擔架護送大體老師下樓，頗費一番功夫。凌晨三點，他通知慈大遺體處理人員無語良師已經上路。

高雄的冬夜。證嚴上人年底行腳到南部展開歲末祝福的前夕，柯光懋接連幾天被凌晨三、四點響起的手機電話叫醒。

「不要急，車子騎慢一點！」臨出門前太太不忘叮嚀。

連日順利送回慈大的「無語良師」，兩位都是八、九十歲的環保志工，一位捐模擬手術，一位因患有C型肝炎只能捐作防腐處理，家屬願意等待四年後啟用。

半夜三點的這通電話是一位慈誠隊師兄在醫院往生，柯光懋心裡一沉，捐贈機會只有一半了！他前一天晚上八點去院訪，提醒家屬先讓病人抽血檢驗，當時他還詢問遺體處理人員，得知冷凍保存只剩下一個名額，而且依模擬手術課程需求只限男性捐贈。

趕到醫院，「能不能先將大體老師送回？至少還可以捐作大三使用？」柯光懋去電與陳鴻彬商議。

徵得同意，他讓救護車稍晚才上路，同時交代一名家屬留待醫師上班後，拜託請以急件處理檢驗報告。終於，報告結果十點半出爐，距離往生七個半小時，而救護車一路慢慢行駛也將抵達花蓮。若是八小時內救護車到達，不確定抽血檢驗結果，捐贈者只能錄取「第二志願」進行防腐處理。猶如接獲吊車尾晉榜，家屬和柯光懋覺得好慶幸！

差不多同時也在等待「日子」的另一位慈誠師兄，病後間隔半年又重新做了一次血液抽驗，第一志願也是提供模擬手術教學，可惜被前一位師兄捷足先登，抽到銘謝惠顧。

「人家想捐大體，我們就怕他們捐不成！」柯光懋道出自己對於這份志工服務最大的心理負擔。

車友變接體志工

李永壽、黃俊雄一前一後騎著自行車，毫無目的縱橫小徑探險。六十多歲的退休歐吉桑住在板橋，兩家走路只要五分鐘，沒事相偕騎遍新北市郊，放下了「事業線」，河邊山頂吹風無事也一身輕；可往往只要李永壽手機鈴響，他經常掉頭就走。

什麼事情這麼重要緊急？「謝師兄打來的！」他說，得一起去看想要捐贈大體的大德。

「要不要一起去看？」他問。

「下回有機會再同往！」黃俊雄一開始無意，之後一再出現雙騎變單騎。一回，又在流汗吹風的路上，「你繼續探路，我先下山了！」李永壽二話不說準備掉頭。

「那我們一起回頭！」黃俊雄沒有跟著去探訪，而是騎車回家。

後來他想去了，因為好奇：「大體捐贈與感恩戶的家訪和院訪到底有何差異？中國人重視入土為安，為什麼有人想把身體捐出去？」黃俊雄加入慈濟十多年，承擔慈善訪視工作前後六、七年，穿梭貧苦人家屋簷下，也有醫療志工的經驗，但他不知道大體捐贈關懷的訪視怎麼做。

清晨五點多，他與李永壽來到桃園龜山一家養老院，志願捐贈者剛往生，他們接獲消息就趕來。適逢端午節連休，主治醫師沒有值班，來不及抽血檢驗的情況下，依志願者的身體只能捐作防腐處理。

家屬請託值班的護理人員儘速提供驗血報告，李永壽從旁協助與安撫家屬情緒，並告知值班的護理人員大體捐贈的時效性，救護車司機拜託一旁的黃俊雄幫忙將往生者從病床移至擔架。

「我嗎？」他心頭一驚，過去在志工「精進組」只有為人助念的經驗，還沒有抬過往生者。瞬間錯愕，還是照做了，驚嚇的感覺很快過去，而這項助人工作卻讓他永生難忘。

第一次的訪視見習促發他加入關懷志工，圓滿他人的遺願也在成就醫學進步，這是一條「生命線」，遠比「事業線」更有意義。

欣然「受檢」，希望如願

「當您意識不太清楚時，如果感覺好像有人在摸您的腳，請不要生氣，那一定是我們喔！」聽聞謝為燦這麼說，病榻上的慈濟委員李唐玉珠笑說：「盡量摸沒關係！」她知道必須經過「體檢」才有資格捐贈，不是想捐就能如願。

關懷志工先行院訪，主要關懷捐贈者病情、初步評估身體狀況，確認家屬的意見，並告知捐贈原則。身體有水腫，或有傷口、褥瘡都會影響捐贈。李永壽曾在沒有測量工具的情況下，以百元鈔票和五十圓硬幣當基準，測量並拍照提供給遺體處理人員評估。病人與家屬都能體諒必須掀開棉被查探的舉動，絲毫不覺得是冒犯。

同樣住院的癌末病人，戴著氧氣罩，「能不能稍微把袖子和棉被拉起來，讓我們看看您的手、腳和肚子的情形？」徵詢病人時，她的兒子也在場。

病人意識清楚、視死如歸，心願是以後「到花蓮慈濟」，她不希望身後再讓兒子為她奔波，捐贈大體是很好的方式。

癌症患者若沒有腹水就可以捐贈，若因卵巢癌、胰臟癌、大腸癌等動過手術，術後經常造成器官嚴重沾黏，不宜捐為大體解剖學使用的教學遺體。婦人的肚子有昔日剖腹產留下的疤痕，兒子不確定母親是否有其他女性器官摘除，將再進一步委請婦科醫師進行超音波檢查。

做事不馬虎，志工用心成其專業，確認大體捐贈者的身體狀況，並協助在限定時間內完成手續送達慈濟大學，這也讓參加模擬手術課程──包括日本、加拿大等國外醫師，讚歎無語良師的身體保存得最好，宛如在麻醉的病人身上開刀。除了歸功於曾國藩教授對於冷凍保存的溫控研究外，第一線的關懷志工也是功不可沒！

「我們只是做眼睛，幫忙去看、去關懷，將決定權交給學校。」柯光懋說，無論是腹水、缺少器官或是病人到院前往生，志工與遺體處理人員合作無間，盡量設法成全志願者；至於捐贈與否則由校方依教學用途和數量、男女比例等進行通盤考量，會有彈性調整空間，並不是完全沒機會。

守住原則，溫柔堅持

教學大體求之難得，而慈濟的志願捐贈者源源不絕；若因身體條件不符而勉強捐贈，不僅讓學習打了折扣，家屬也會傷心。曾國藩教授經常叮嚀在第一線服務的關懷志工務必謹慎應對與評估——

如何判斷遺體適不適合成為大體老師？接觸家屬時不妨關心詢問：「老人家這些年都是您在照顧啊？」「生病有什麼不舒服嗎？」「有沒有糖尿病？」「照顧得很

辛苦吧？」若家屬說：「是啊，臥床幾年照顧得很辛苦……」，這就可以想像身體狀況可能不太理想。

包括與大體捐贈同在一環的慈院社工員，也不能聽見病人表示意願，就直接說：「感恩！」那可能被誤解成接受。

「啊，這麼有心！」不妨先肯定，接著詢問身體的情況，委婉說明大體主要捐作教學使用，如果身體變化太大就不適合捐贈；要看最後的狀況，不能立刻承諾。

志工必須具備基本的醫學常識，認識疾病才知道該注意哪些症狀。如：糖尿病患者容易四肢末稍因長期血液循環不良而壞死，肝硬化患者若曾經吐血代表食道靜脈血管破裂，這樣的身體無法以血管灌流方式進行防腐。

防腐灌流是從動脈灌入，如果血管破裂而無法加壓才不適合捐贈；有手術尚未癒合的大傷口也不宜捐贈。過去為了方便說明，身上有傷口包括氣切都類化成不能捐贈，事實上那只是從軟骨環穿過而已，沒有傷到血管，可以捐贈。

民眾常問：「少了器官能不能捐？」早期為了方便宣導，只要動過手術就不能捐大體，摘除重大器官也不行。基本上收受與否以教學為準，若是器官失去太多降低了教學的意義，原則上就不收；後來有了模擬手術，譬如骨科或整形外科不會使用到內臟器官，就可以收，但是會說明指定當次使用。

能捐贈是緣分。有人為了捐贈而不願接受手術治療，其實只要是對當事人有意義的治療就應該接受，重要的是照顧好自己的身體。平日能維持運動、飲食正常，最後捐贈機會就大一些。

因為敬佩，用心投入

「快去洗手！」李永壽剛從醫院返家，太太耳提面命，甚至希望他最好沐浴更衣、徹底洗淨。

加入人醫會與醫護人員一同義診，太太沒有意見；自從承擔大體捐贈關懷，她變得很緊張。慈濟志工在社區為法親或眷屬往生助念，也會接受醫療志工培訓，面對生老病死是人生必修課題；可惜太太還沒有機緣加入，偏偏每一通找他的電話只要跟慈濟事有關，十之八九都不離大體捐贈。

「以前是反對，現在沒有反對也沒有支持。」李永壽感謝太太彼此尊重。

大體捐贈關懷與社區助念不同，助念是一群人排班助念，每一班一小時；大體捐贈關懷只要接到電話，半夜刮風下雨也必須出門，回到家都快天亮了！

臺南關懷志工許寶田在深夜接獲家屬通知前往醫院，家屬僅有一人，從臺南到花蓮路途遙遠，面對親人往生一時心情慌亂，希望志工能作伴。許寶田「送佛送上西天」，直接搭上救護車，陪同於慈大圓滿捐贈才和家屬搭火車回程，甚至還替家屬付了車費。

救護車只有司機一人，他也不忌諱幫忙抬送大體上擔架。「大體老師的面容都很安詳，好像睡著一樣。」他說，通常往生者無礙，倒是出現爭議的是家屬。某些原因是不捨，也有因宗教不同各有堅持；即使事先確認，部分家屬的反對意見仍在病人往生當時強烈介入，他在現場等候商議結果，還是有家屬的意見凌駕當事人意願的情形。

除非身體條件不符、家屬有異議、遺體保存空間滿櫃，否則捐贈大體多能如願；再有一個除非，那是天公不作美。夏日來自南太平洋的熱帶氣旋偏愛造訪臺灣，颱風季節導致島內經常交通路阻，一旦遺體無法抵達，也就是解剖學科曾國藩教授所說的「天意」。

許寶田遇過一例，志願者往生當日正好發布颱風警報，不得不取消捐給慈大；他建議家屬既然有心捐贈，也可以就近聯繫南部的醫學院。確定翌日清晨的捐贈之後，沒想到一夜平靜，颱風沒有登陸，只能說一切都是因緣。

「從出生到長大，只知道如何『生』，卻沒有人教導面對『死』。」六十歲的柯光懋在全省大體捐贈關懷志工中算是小老弟；也因為年輕，目前該區夜間訪視大多由他包辦。

北、高兩地是慈濟委員、慈誠隊員分布最多的城市，大體捐贈人數一向最高。無語良師為自己身後找到歸處，奉獻精神令人敬佩。

「中國人重視全屍，無語良師為了醫學發達而捐贈，是偉大的情操！」柯光懋每每向人說起大體捐贈的故事，禁不住「全身起雞皮疙瘩」。

自幼生長在鄉下，某個路口常有傷亡事故發生，他早已無畏；弟弟的早夭，讓他心痛過；「八八風災」慈濟高雄賑災，他在旗山一待就是四十三天，陪著家屬在醫院停屍間認屍。每個生命都會走向死亡，然而是否有勇氣捐贈大體？「換作是我，有可能這麼灑脫嗎？」他常自問。

基於敬佩，從事消防水電的他為了訪視，以及陪同捐贈家屬回花蓮參加啟用與送靈典禮，雖然不時得向老闆請假以致收入短少，但他依然樂此不疲！

一葉知秋，盼有傳人

「人家還沒『走』，你們就去看？」謝為燦的太太一度詫異，可想像先生在外有多麼不受歡迎！和器官捐贈的勸捐類似，若非被比作「禿鷹」就是「黑白無常」。

由於身分敏感，大體捐贈關懷志工相當重視現身的時機，「我們一直都是被動的角色。」李永壽說。

而到其他醫院院訪，也曾經被該院醫師懷疑是來「搶身體」。志工向醫師說明，慈濟秉持救人為先的原則，病人只要還能捐贈器官，就應該用來先救活其他人；再不行，才會幫助他們完成大體捐贈。

「師兄，我記得你們。」無語良師程克瑛一家兩個世代四人捐贈，從父親捐贈到她二〇二〇年三月火化入龕，前後歷時九年，家屬們對於謝為燦、李永壽的熱心協助，銘感五內。

謝為燦回憶，早期北區關懷志工的「轄區」很廣，從基隆、臺北延伸到桃、竹地區，初訪後對於病人的病情變化更要保持警覺，有時從志願者表明捐贈到實際捐贈，陪伴時間長達一年。

當無語良師順利捐贈，間隔半年到四年不等才會通知家屬啟用，志工除了持續關懷，也會適時轉介給社區志工接引，陪伴家屬走出悲傷。

如此需要專業和投注時間的服務，全臺大體捐贈志工人數從來不超過三位數，不僅成長緩慢而且逐年老邁。由於夜間必須出任務，女眾或有不便單獨，加上必須會開車。此外，證嚴上人規定男、女眾不得單獨訪視，必須三人成行，這也使得這項陽盛陰衰的志工人力，這幾年更面臨青黃不接。

前輩傳承，也要後繼有人。七十一歲的謝為燦是汽車修護廠老闆，本來投入國際賑災，為了兒子出國留學，他省下旅費栽培兒子，轉換志工跑道從事欠缺人力的大體捐贈關懷，自一九九六年與李石定成為最好的搭檔。

李石定今年八十七歲，在一次到慈濟大學出任務時不小心摔跤，謝為燦才驚覺「伯仔年紀大了！」，幸好李永壽加入，於是夜間訪視由他們兩人承擔，李石定偶爾參與無語良師的送靈典禮，因為那一天必須動員大量的志工護持。

謝為燦承擔大體捐贈關懷幾年後，將店面技術工作全權交給師傅，行政會計由太太負責，他幾乎連老闆都不做了。幸好太太加入慈濟三十多年，知道先生不改其志，只是偶爾念上一句：「上人說事業和志業要平衡，你沒有做到。」

志工年紀再老都不輕言退休，但終究不敵歲月和無常。柯光懋惋惜老搭檔張清正師兄身體一向健朗，原本以為他活到九十歲都沒問題，不料無常還是將他帶走了，享壽七十七歲。少了一通電話就能一起走夜路的訪視伙伴，雖然在地也有女眾志工，可是夜間訪視都很臨時，更難以三人成行，柯光懋只好單獨作業。

盧萬得肯定無語良師對於醫學教育的重要性，幾年前膝蓋出問題，「一葉知秋！」，他感嘆經驗傳承的急切性。記得一位海外志工自從接受腸道手術，由於開刀時間過長，應是腸子暴露在外因而膨脹，卻迫於手術麻醉時間必須關閉傷口，勉強將腸子塞進腹腔造成術後腹部隆起，如婦人身懷六甲，體型變化很大。

「醫師的技術好壞差別很大！」盧萬得由此意識到一定要培育志工新血，護持大體捐贈、造就良醫。

無語良師順利捐贈等待啟用，部分家屬卻上心頭的是回去之後，「要不要設靈堂、立牌位？」「需不需要引魂、做頭七、辦法會？」「百日怎麼拜？往生週年忌日如何與祖先牌位『合爐』？」

傳統習俗觀念根深柢固，不遵循也可能觸犯禁忌，真的什麼都不必做嗎？

慈濟第一位捐贈者林蕙敏女士，儘管大體準備交由臺大醫學院協助進行防腐，家人還是準備棺木，裡面放著她的旗袍、鞋帽、頭髮和指甲，象徵性地前往火葬場火化。死生大事，諸般儀節，一般人在形式上很難省略。

「你們想怎麼做？」謝為燦總先聆聽家屬的想法。

「我也不知道怎麼做。」他分享所服務過的家屬，其中有人如何不拘形式、內心自在，接著告訴他們：「上人告訴我們，大體能夠捐成，願力和福報都很大，可以等到無語良師啟用那一天，你們人來就好，慈濟會安排人文典禮。」

典禮也是做給人看，無論是重視排場的鋪張浪費或是出自誠心的簡單隆重，目的都是為了讓亡者靈安、生者心安。大體捐贈家屬面對空盪盪的家，或多或少都有過不安和疑問，直到親臨慈濟大學無語良師的啟用與送靈入龕典禮，才知道真的可以什麼都不必做……。

面對死亡不需要勇氣

和「遺體」共處不是令人愉悅的事，即使當過兵或出身開刀房護理師，從事與大體捐贈、解剖教學相關的工作，他們在一開始也有不知如何自處的疑惑和害怕。光憑著勇氣還不足以日復一日承擔這項任務。

「學生寫給大體老師的信件有沒有影印留存？」一傍晚時分，張純樸接到靜思精舍法師的來電。

慈濟醫學院第一屆四十八位醫學生使用的大體老師此刻蓋棺入殮了，事先沒想到，要從棺木中取出每一組四位醫學生各自寫給大體老師的信，張純樸的心裡打不開。

多數人相信人死後會有靈魂，醫學生寫給無語良師的信件，說不定收件人早已讀取，「再取出來影印？怎麼告訴大體老師？他們會不會介意？」一張純樸想像當自己的手伸進棺木時，會不會有個聲音突然出現：「少年仔，你想要做什麼？」

他害怕自己的動作將破壞某種平衡，擔心不可預期的情況發生。

他想起同樣是個黃昏，一通電話打到海軍新兵訓練中心，當時他是一名傳令兵，隊上正在站哨的同袍家裡來了緊急電話，學長命他前去通知並暫代接哨。

天色暗了下來，那是他不曾站過的崗哨，陌生、無知結合了想像，一時之間，他看著眼前的訓練砲臺，想起學長不久前才言之鑿鑿：「一到夜晚，那些砲塔會在你經過時，一個個砲口指向你，任你再跑也沒用……」

他的背部僵直、雙腳定住，軍人當英勇，偏偏他很想逃；然而妄動一步，會不會所有的砲口都從海邊轉向、朝他瞄準？

心中有鬼，一如此刻。他掙扎著是否依照法師的請託去向大體老師借信件，可是該怎麼做才好呢？他立刻起身去討救兵！

「靈」信其有，不只是具大體

一九九六年，張純樸任職於慈濟基金會宗教處，六到九月即配合慈濟醫學院，到慈濟醫院及全省各地分支會所舉辦十三場「遺體捐贈說明會」，以增進慈濟人和社會大眾對於大體捐贈的了解。從慈濟醫學院第一屆大體老師的啟用典禮開始，就跟隨靜思精舍法師們關懷家屬、安排典禮流程。

無語良師有名有姓，捐贈時也有家屬護送大體到來，在啟用與送靈典禮更是一群人參與，歷年來藉由莊嚴的儀典，那是心有同感的致哀與祝福，無有害怕。長期隨法師陪伴家屬圓滿捐贈者的心願，張純樸認為是件好事，也心安理得。

然而，二十多年前從棺木中取出往生者所屬的物件，此舉非比尋常，張純樸在無法確知大體老師意願的情況下，不敢冒犯。這是他第一次，也是唯一的一次在工作中感到害怕。

人死後有沒有靈魂？慈大解剖學科號稱頭腦最科學、最不信邪的曾國藩教授，他的答案是：「沒有！」他認為凡事應該運用理智，以科學方法證明，但他有過一次寧信其有、並不科學的記錄。

好友患病治療多年，曾教授不時探望並協助就醫安排，就在教授的獨生女即將出閣前夕，好友病逝了！依照傳統習俗，喜事應當避開喪事，曾教授本無禁忌，彼時基於父親的天性，「我不能拿女兒一生的幸福去冒險！」他沒有參加朋友的告別式。僅有的一次向傳統禁忌妥協，並不代表認同。

同樣基於對未知領域的敬畏，張純樸當年親自去請教靜思精舍一位從事臨終關懷的法師，希望知道不致冒犯往生者的作法。接著便依照對待「人」的方式，向每位無語良師逐一稟明所要進行的動作，以及為何需要這麼做。

帶著恭敬心，他依序從十二個棺木取出每一組四封信件。擔心經過影印後會將這四十八封信件弄混，每次只敢左、右手各拿一組信件，從二樓解剖實習教室走上三樓行政辦公室影印，來來回回、心裡七上八下，連一句佛號都不敢默念以免分心，直到辦妥了再蓋棺，這才合十離去。

返家後，他在佛龕前禮佛，企圖為這樁甘犯禁忌的大膽行徑帶來一絲平靜。事實上多年後再想起，那懸著的一顆心仍未完全放下呢！

連一片雲都在意

模擬醫學中心人員陰盛陽衰，負責模擬手術課程安排、器械整理、影音剪輯、海報攝影製作等皆為女性同仁；張純樸、陳鴻彬、机文生三位壯丁組成迎接大體老師的鐵三角，前者負責接待家屬與人文典禮的安排，後兩位負責遺體處理保存。

和全省的大體捐贈關懷志工一樣，三人無論在任何時間、地點，只要接獲志工通知將有大體老師被送來，他們都會到校迎接。出動時間若在下半夜，往往處理完也接近天亮，索性留在辦公室稍事休息、接續上班。

机文生說，遺體處理有標準程序，時間可以掌握；關懷家屬以及安排後續交通、代訂旅館，部分家屬還希望到靜思精舍禮佛參訪，張純樸必須聯繫慈濟基金會宗教處同仁陪伴。往往遺體處理保存妥當了，純樸還在忙著。

「他才是最辛苦的！」机文生說。

當年無語良師劉新通的手足不捨哥哥捐贈，就在嫂嫂陪同搭乘救護車前來花蓮途中，其他家屬從臺中搭機提前到達慈大，在等候時間，透過張純樸的介紹，他們才了解慈濟尊重生命的作法，以及上人為了培育良醫而鼓勵大體捐贈的用意，不但取得家屬認同，甚至表示未來也有可能做出相同的決定。

在接待細節的用心，既是對大體老師的尊重，也可以讓家屬安心。

「當家屬難過時，我應該怎麼做？」張純樸請教過已故的慈大宗教與文化研究所心理學教授余德慧。

「你知道他們在哭什麼嗎？」余教授說，悲傷情緒有很多種，陪伴家屬可以很安靜，「靜靜地在一旁，你的心一定要在那邊；若是心不在，講太多都沒有用。」余教授的教導讓張純樸體會，一切以「家屬的感受」為前提，將他們當作「自己」，多傾聽、不需要太多語言。

張純樸每天到「大捨堂」的五間佛龕前供茶，這不在工作規範之列，純屬一片恭敬心。在六月，一梯次模擬手術課程前後不到一週時間，他的臉很快曬黑了。在送靈典禮前一天傍晚，他一個人推著沉重的推車，上面放了許多點心、瓶裝水和泡茶用的水壺等。他說，隔天一早送靈典禮，家屬將近八點才能用餐，「有些家屬可能一大早就必須吃藥。」

心思細膩的他也在幾天前未雨綢繆地關注氣象預報，「只要半夜聽見雨聲，我就嚇醒了！」他說，送靈典禮在戶外舉行，最怕天候不佳，只要雨勢大一些就必須改至室內進行。他們平日都會備好雨傘和便利雨衣，也有雨天送靈的人、車動線規畫，即使天公不作美，都不能讓無語良師的棺木和家屬淋到雨。

一回，在靈車開往火葬場的路上，家屬代表分乘遊覽車上山觀禮。車行至山下，與家屬同車的張純樸從窗口瞥見慈雲山上一朵烏雲，立刻拿起手機撥號。「阿彬，你那裡下雨了嗎？」他詢問正在火葬場準備迎靈的陳鴻彬。

如此敏察，難怪家屬從火葬場返回學校時，望著猶在飄落的雨絲不約而同地說：「我們都沒有淋到半點雨呢！」既是道謝，也好奇慈大工作人員究竟如何辦到的？其實是經驗加上萬全的準備。

從害怕到轉念做善事

二〇〇二年解剖學科試作模擬手術，之後成立模擬醫學中心，大體捐贈的數量和使用量逐年增加。陳鴻彬累積數百例遺體處理的經驗，晚到的机文生為慈大公共衛生學系畢業校友，和陳鴻彬初來時一樣，面對陌生的往生者，而且是直接接觸遺體，相當於在一張白紙上大量拓印死亡，他們起初都感受到壓力。

陳鴻彬第一次為大體捐贈者進行防腐灌流處理時，相當惶恐。他念獸醫科，面對死去的動物也許只是忍受屍體腐爛發臭；人體不同。雖然慈濟的大體老師有名有姓，而且是志願捐贈，但在往生者身上做任何事，難免令人擔心冒犯。

机文生信奉基督教，儘管後來熟悉遺體處理的技術，還是有過一次害怕的經驗，同樣發生在醫學生為無語良師著衣入殮之後。

在那個晚上，模擬手術室裡整齊擺放了八具棺木。正當醫學生準備離開，机文生也邊關掉電燈和教學用的電視螢幕邊往外走，在最後關上大門時，才發現其中一部展示無語良師行誼的電視電源又開啟！

他必須單獨進去。在心理上，他認為經過集體入殮，此時此地儼然是個停「靈」所在，他擔心自己的舉措會對另一個世界形成打擾，卻又不得不「硬著頭皮」進去關掉電源，和張純樸當年再進去借信件的心情一樣的不安。

自從慈大開辦模擬手術課程，慈院外科醫師開始支援模擬手術課程教學，護理同仁也必須輪流協助，不過很多護理師不太願意來。當時擔任花蓮慈院開刀房神經外科資深護理師的林姿伶說：「雖然我也害怕接觸往生者，因為資歷深，還是選擇參與。」

林姿伶在二〇〇六年轉任模擬醫學中心，雖然開刀房也有生死場面，畢竟面對的還是病人。曾經遇有腦死病人捐贈器官，當移植團隊做完器官摘除，接著等待神經外科醫師續做病理解剖，林姿伶在醫師到來前必須先做預備。

「醫師通常很晚才到，只有我單獨和往生者在一起，而且神經外科所要處理的部位大多是頭顱。」可想而知，林姿伶無法避開往生者的臉。那不是令人愉悅的事。

「雖然內心非常害怕，我也不敢看，但在這過程中也會想到捐贈者是用自己的器官延續他人的生命，這樣的決定何其偉大啊！」林姿伶不禁對眼前的捐贈者心生感恩與敬意。

在模擬手術課程，手術臺上躺著的是大體老師，林姿伶本來也有點害怕，但是在大體啟用典禮，看見在家屬瞻仰遺容時，醫學生溫柔地掀開往生被；課程開始之前，全員默禱，課後也不忘感恩禮謝，「模擬醫學中心無論在專業課程或人文精神的每一個環節，都表現出對於無語良師的尊重。無語良師的臉很安詳，就像醫院裡被麻醉等待開刀的病人，不會讓人感到恐懼。」林姿伶還說：「況且這裡需要我們。」

從護理單位轉至大體解剖教學單位工作，從服務病人到接觸往生者，林姿伶本來擔心婆婆可能有所忌諱，「只要是做善事，做就對了！」聽見婆婆這麼說，林姿伶吃下了定心丸。

模擬術式課程操盤手

一晃眼，林姿伶在模擬醫學中心十五個年頭。在與同為開刀房護理師的歐庭芳先後到職前，模擬手術課程所需要的外科器械是由兩位遺體處理人員準備，但是他們不懂開刀必須使用的器械，只能像一家自助式雜貨店，任指導醫師自行取用。

「還好那時學科的王曰然、譚旭文老師也會來幫忙。」机文生說。

「這裡要像真的開刀房一樣！」二〇〇八年模擬醫學中心正式成立，這是林姿伶對這份工作的期許。

大三解剖教學的大體老師通常依捐贈順序啟用，模擬手術課程則不同。林姿伶指出，每年大約有十多個醫學會向模擬醫學中心提出課程申請，為充分而有效地讓無語良師的奉獻發揮最大良能，他們必須用心安排，主要評估手術課程所使用的部位和性別，並不一定依照捐贈順序。

練習術式相容的醫學會可以安排在同一梯，但是使用的器官部位相同或類似，如泌尿科和婦產科就無法在同一梯次。除了考慮手術部位，也要顧及大體解凍回溫的速度，必須從身體表面優先操作。淺部位如：手、腦或進行氣切、氣管內管插管與關節液的抽吸，適合安排在課程第一天；骨科醫學會可能進行肩、肘、足、踝和脊椎手術，如果是脊椎部位，通常無法在第一天完全解凍，就要安排在第二天；又如醫學生練習插胸管也會在第二天。

慈大即將進入醫院實習的醫學生，每年三、九、十二月安排三個梯次接受臨床急救基礎術式訓練，通常課程後兩天結合慈院體系住院醫師的手術訓練；此外，開放給臺灣各外科醫學會，以及慈濟體系資深醫師的進階模擬術式課程，一年也有四至五梯次。

模擬醫學中心一年八次的模擬手術，扣掉寒、暑假，差不多間隔三、四週就有一個梯次的課程，時間相當緊湊。針對各外科醫學會的申請，部分資料必須在課程前三個月提前公告，因此只要一有大體捐贈者，林姿伶會請遺體處理人員盡快提供病歷，以便依照捐贈者的疾病史和申請單位的需求，排定模擬手術課程的日期。

在課程開始前，模醫中心規定學員必須到無語良師家中拜訪，向家屬借調照片並撰寫行誼介紹，再交由中心平面設計吳瑋芳製作海報。在模擬課程結束後，林姿伶、歐庭芳分別進行手術室裡包含手術臺、手術燈的環境整理，以及清洗、保養手術器械並檢查其功能完整性，有損壞的必須汰換。除了硬體設施，歐庭芳也必須整理課後的文件資料及各項數據統計。

「無語良師就是病人，在開刀房要注意病人的擺位，手術時間長的話，更要注意肢體保護，不要因為不當擺位或長時間壓迫而受傷，須以布單包覆；在側身手術的狀態下，也應固定避免無語良師掉落，雖然他們不會喊痛也不會抗議……。」針對毫無開刀房經驗的醫學生，林姿伶的提醒一長串，甚至徵求學生志願躺上手術臺，由她示範不同尺寸的鋪單如何使用才能發揮效能。

至於資深醫師在開刀房，早已習慣手術切割下的組織為無用之物，林姿伶、歐庭芳會特別叮嚀他們最後縫合時，將大體老師身上所有游離的組織復位，讓遺體回歸完整。還有，病人身上的鋪單一旦滑落，在開刀房即被視為汙染物，她們也隨時提醒醫師只讓無語良師暴露出開刀部位。

通常一般研習活動，特別是醫界同行也有密切的師門淵源，開心之餘難免把握機會合影。慈大的模擬手術室只限專業學習相關的拍照、錄影，嚴格禁止學員個人拍照，以示尊重。

在模擬手術課程期間，中心人員各司其職，安排家屬的食宿及交通外，也要進行手術教學專業影像錄製、海報製作、靈車布置；課程期間，中心的清潔工作停止外包，接連幾天都由同仁利用學員的休息時間輪流打掃、拖地；為了在送靈當天的追思典禮播放從啟用典禮、模擬手術課程、著衣入殮與送靈典禮等影像回顧，負責影音剪輯的詹孟佳往往壓縮睡眠時間趕製畫面。

在人力有限的情況下，人人身兼數職、相互補位。尤其在送靈與入龕典禮當天，「就是從早一直忙忙忙！」做事疾如風的林姿伶輕笑一語帶過。

「躺在這裡的無語良師所示現的精神，就是『付出』。這分奉獻精神的感染力，才可能成就強大功能的團隊。」曾國藩肯定團隊多年來相互帶動、共同成就。

面對死亡，無須勇氣

這幾年，長庚醫院整形外科團隊陸續到模擬醫學中心試做全臉移植手術，其中一位成員與林姿伶分享在空難後為罹難者做遺體美容的志工經驗。

「做這種事要有心，也要有膽量。」對方的話勾起林姿伶的熱情，頗有意願再學習禮儀師的技能，「讓死於非命的往生者也能美美地離開。」這是她的心願。

雖然目前模擬醫學中心還沒有專業人力為無語良師進行遺體化粧，不過在模擬手術大體啟用當天，由於有些女性捐贈者生前罹患癌症，因接受化學治療而掉光頭髮，机文生與陳鴻彬會替她們載上毛線帽，讓家人在瞻仰遺容時，依然能看見他們最美麗和善的妻子、母親或姊妹。

「死亡」一直是生活空間的「禁忌」，在醫院往生的病人大多從特別的通道進出，即所謂的「生死不同道」；醫學院的遺體儲存室大多設置在地下室，不希望被人看見。長年以來，慈大解剖學科與模擬醫學中心這棟大樓參訪來賓不斷，不只是為了專業學習，歷屆無語良師的家屬也會回來；更有來賓特別參訪特殊的人文理念，形容是帶著「恐懼與感動的心情」走進解剖學科與模擬醫學中心參觀。

解剖學科承接著大量的生前託付與遺體處理，一向被視為校園「最陰」的角落；然而有了人文對待，空間充滿莊重、平和的氛圍。置身在模擬醫學中心，團隊成員也許在一開始也有疑惑，需要勇氣才能面對「死亡」，但正確來說，面對「亡者」並不需要勇氣！

我的阿公今天像「總統」

法師在前、靈柩在後，孝男、孝女叩別至親，眾人列隊一路迤邐，「躬」送靈車從大門口依序緩緩開出前往火葬場。此景不在殯儀館，而是慈濟大學，一年九次、每次八到十二個靈柩出現在校門口，送靈典禮蔚為世界奇觀。

「一個人是做了什麼，才能讓所有人夾道送行？」

劉川德去世後的兩三天，太太夢見他。

「需要什麼東西？要不要燒給你？」

「什麼都不需要。」

「那衣服呢？」她看見他穿戴整齊而且別上名牌，還指向旁邊一疊衣服，看起來似乎什麼都不缺。應該是個好夢，不過她還是去問了「三太子（哪吒）」。

老伴臨終前做出重大決定，讓她既難受又難安，在家聽見消息，立刻從雲林趕到嘉義大林慈濟醫院。

「老仔、老仔，你真的要將身軀捐出去？還是跟我回家？」她迫不及待要聽他說。

「我要跟慈濟走，我要跟慈濟走！」他氣若游絲卻態度堅定。

老伴是在心蓮病房看見大愛電視關於慈濟大學「無語良師」的報導，請子女約來社工員商討身後如何捐贈大體。她不知道他是怎麼想的，居然自己就打定主意。她到病房外面哭過了，進來再問：「你真的要跟慈濟走？還是跟我回家？」

「我就是決定要跟慈濟走！」他用盡氣力回答。

她難過了一兩天仍不死心，再到醫院搖醒接近彌留狀態的老伴。

「老仔、老仔，你真的要跟慈濟走？還是跟我回家？」她近乎哀求：「跟我回家、跟我作伴好不好？」。

「我要跟慈濟走！」最終也是最初的答案，只是聲音更加微弱。

打破傳統，「死」也要學

在花蓮慈濟靜思堂的小型演藝廳，臺下每個家庭都失去了一位親人。並不是每位家屬都希望坐在這裡，與其說無法認同大體捐贈，不如說是捨不得家人死後還被人解剖。自古「亡者為大」，因為勸阻不了，親友來到花蓮慈濟大學「送終」，也算了卻一樁心事。

喪親之慟，證嚴上人也經歷過。在每次的「無語良師」啟用典禮前夕，慈濟大學解剖學科都會播放上人對於生死議題的開示片段。家屬們聆聽上人說起早年，父親身體硬朗卻在工作地點倒下，醫師診療後交代讓他安靜休息。

一九五八年，上人才二十一歲，並不知道血壓太高的病人不宜擅自移動，吩咐三輪車伕先載父親回家休息，不料他從此長眠，在二十四小時以內入殮封棺出殯了！上人既悲傷又自責，很想知道人死後去了哪裡？由此叩進了佛門。

父親去世十年，依照傳統習俗必須「撿骨」，也就是請人挖開墓穴，將屍骨裝進骨灰甕，安奉在納骨塔。那時上人已經出家，當父親的棺木被撬開、掀起，接下來見到的景象令他內心震撼！

「原來一個人本來生前很風光，往生了以後，身上穿得很整齊、很莊重的衣服，近十年再打開棺木，身體已經有的是白骨，有的肉還黏住，衣服裡身體膨脹、流出液體，穢水使得身體長出了蟲……。」上人無法繼續形容。他說當時想到自己也會死，身體用棺木覆蓋，汙臭的水流遍其中，被鑽動的蟲蛆腐噬不是更難受嗎？

出家後聽聞佛教儀式，人往生後八小時不要移動身體，家人持續二十四小時為之念佛，最好火化。

「啊？火化？」上人說，那時他還年輕，想到那麼熱又旺的火就很害怕，「所以火化也不理想。」

直到上人創辦醫院、醫學院，「自己慢慢地一直思考，生命只有使用權，最後不論是土葬、火葬也好，總是生命斷了、呼吸停止，身體就開始不斷變化，天氣熱，不到幾個小時就腐爛了。若能奉獻，捐出器官、大體對生命都是很好的運用，能救很多人。」

這段開示也讓人了解，觀念是被教導與灌輸而來，透過個人的思維辨證，才可能產生不同的見解與價值觀；況且，人也需要與時俱進。

「死，也要學。」上人強調，並表示日後也將捐贈大體，慈濟人則以行動支持，紛紛簽署遺體捐贈志願書；然而國人傳統重視「養生送死」的倫常孝道，加上佛教關於死後神識的說法，認為人往生後八小時不要移動身體，這些都讓器官和大體捐贈的觀念在初期推展不易。

劉川德臨終前只憑一則電視報導，便放棄留一口氣回家，捨棄舊俗壽終正寢、家人隨侍在側的完美終章，甚至拒絕太太的請求，想必是基於某種深刻的「看見」。

想法超然，卻不能免俗

不只劉太太擔心先生「路上」受寒挨餓，婆家有四位長輩捐贈大體的李玉伶，參加公公的大體啟用典禮返家後，夢見老人家想要生前在天氣冷時最常穿的那件外套，趕在入殮封棺前，她將外套交給北區關懷志工李永壽，委託放進棺木裡。

親人去世如有遠行，家人總想為他們打點行囊，禮儀公司也推陳出新，汽車、豪宅、金融卡和智慧型手機等，一應俱全。然而大體捐贈家屬無法服喪，本來應做卻沒有做到的罣礙，一旦夜有所夢，往往被認為有所指涉，心裡相當在意。

「真的什麼都不必做嗎？」將家人的大體送到慈濟大學，家屬返家後不免有幾分落寞，「牽手那麼久，讓她捐大體，好嗎？」任職於慈濟基金會的翁培玲形容父親在母親捐贈大體之後，面對街坊鄰居時不時的關心，內心總是起起落落。在等待老伴大體啟用的兩年間，反反覆覆思辨著這決定是對是錯，因此有了睡眠障礙，不得不求助於醫師。

慈濟的大體捐贈者有八成來自慈濟人及其眷屬，心生疑惑時也會致電靜思精舍。

「師父，我們要不要幫媽媽設靈堂？舅舅交代，家裡在晚上不可以關燈，媽媽回來才看得見。」

「如果關燈，你們安心嗎？」德禪法師經常為人解答，他知道家屬自有答案。

「師父，家裡的長輩說要『做七』，不按習俗就是不孝！」

「喪家需要親友的扶持和慰藉，『做七』，其實是讓家人聯絡感情。現代人的生活忙碌，要每週齊聚奔赴繁複的喪葬禮俗並不容易；若信仰佛教，隨處念佛也是可以。」

「師父，我們可不可以自己辦告別式？」

「遺體還在，若是要做，那是『追思會』而不是『告別式』。」法師建議最好不要花錢搭建牌樓，鋪張對亡者沒有實質意義，「等大體老師啟用時，親人都可以來參加。」

「師父，我最近遇到很多不順心的事。媽媽火化後安奉的位置是不是不太好？」

「媽媽捐贈大體時，這些問題你就提到過，你要處理的是自己的問題。」

德禪法師記得有家屬不盡然同意家人捐贈，還到慈大的家人靈前「擲筊」，得到三個聖杯才平息疑慮。「他們忘了捐贈者的願心比他們還深切！」他說。

「上人設身處地同理家屬內心的不捨，如何能讓家屬們為親人再多做一點什麼呢？」德禪法師指出，「誦經，是很好的祝福方式。」既可安定家屬的心，對於小小年紀的醫學生來說，也能靜下心來面對捐贈者與家屬，並表達感恩心。

「通常死亡需要宣告親友而且要有儀式，這也讓家人慢慢可以接受親人離世。」曾國藩教授認為，死亡牽涉太多的「神祕」，一般仰賴神職人員或委託葬儀社安排，避免觸犯禁忌，如果慈濟在這方面「什麼都沒做」，也無法令家屬安心。

「失去親人的悲傷和大體捐贈是兩回事。」成為無語良師固然聖化了生命的價值，但是家屬難免悲傷。慈濟接受大體捐贈，不可能不回應家屬的種種情緒；而「回應」最好的方式，就是面對家屬、彼此互動，這也成為慈濟醫學教育最特殊的人文關懷。

敘事治療，遲來的告別式

所有的儀典都有敘說，人們因此而得到療癒。大體啟用前的家訪，開啟了醫學生、醫師與家屬的初次對話。

「家訪，等於是在醫院接新的病人。」花蓮慈院重症加護外科病房主任何冠進經常指導醫學生基礎救命術式模擬，他認為家訪讓學生學習傾聽，從中了解病人的生活史、疾病史，重視家屬的感受。

隨著啟用典禮的到來，無語良師在成長過程中遭遇的困難挫折與歡喜成就，以及病歿前的身心狀況，透過操作者介紹其生平行誼，即使是來不及參與家訪的海外醫學生、醫師，也能感受那些名字背後是一個個豐富的生命。

無語良師李祚麟戴著白色高帽，穿著紅色襯衫打上斜紋領帶，儀態大方、露齒而笑。照片帶來的感染力，讓人不覺是置身在一場「集體告別式」，倒像是歡樂的「表揚大會」。

他的老家在浙江，跟隨國民政府來臺，空軍汽車大隊隊長退休，因為一場感冒突發肺炎而結束一生，享年九十六歲。花蓮慈院心臟外科張睿智醫師認為老師高壽，而且沒有受到太多病苦折磨，家訪時挑選老師亮麗風光的照片，希望最後留給家人幸福的回憶。

一身軍裝、身姿英挺的李祚麟有著軍人的勇敢，在近百人生最後還做了一件很多人不敢做的事，在張睿智所屬的心臟外科醫學會，「大隊長」以「真心」教導資深醫師如何「開心」，探索未知的領域，博得敬重。

慈濟南投「第一顆環保種子」陳宋麗真本身是裁縫師，一向體弱多病，自從接觸慈濟投入環保，猶如拚命三娘，經常在環保站做到深夜一兩點才回家，忘記時間也忘卻病痛，樂此不疲！

李欣蓓這一組醫學生挑選麗真老師的居家照片，但見茶几、籐椅上鋪著她以毛線鈎織的布墊，相當雅緻；斯人已矣，卻讓在座包括子女陳秀妙等人均感受那瘦小身軀散發的堅毅與熱情。

慈濟委員李唐玉珠經營茶葉行，初加入慈濟本來還在意經常出門當志工，一天沒開張等於少賺錢；沒想到發心投入後，但凡店門打開客人便絡繹不絕，收人似乎「不增不減」，於是更捨得放下事業，足跡深及慈濟賑濟大陸水患的苦難之地。

她在疾病化療期間胃口不佳，先生特地為她下廚，只希望愛妻能多吃一口。雖然恩愛夫妻無法常相左右，她發願捐贈大體讓生命無憾，奇蹟似地，身體在往生前三天自動消腫，如願成為無語良師，讓人深刻印象。

生平行誼在在肯定無語良師的生命意義，即使平淡無奇，人生最後捐出大體無不令人感懷落淚！而在送靈典禮的追思會上，除了無語良師生平的再緬懷，家屬也

訴說心聲──

「許榮波，不是病歷上的名字、不是教具，是我父親。他緊皺眉都讓我們心傷，何況要他大體捐贈……。爸，我們陪您完成大願，何嘗願意讓您躺在手術臺讓人劃上一刀……。」許霽萱向父親在天之靈訴說，臺下聽得出那是女兒對父親的思念。舊夢重溫具有療癒的力量，也成為最好的告別；家屬化不捨為大捨，也讓學習者在感佩之餘更加謙卑。

形式表象，卻牽動情感

「這個身體怎麼會變成這樣？」曾國藩教授與學生剛打開無語良師的腹腔，他感到心疼也百思不解，請遺體處理人員陳鴻彬回頭詢問病程。

無語良師葉重義是慈濟環保志工，在做環保時突然昏倒送醫，急救不治。主動脈剝離的致死率相當高，「他當時體內在大出血，一部分在壞掉，一部分在修補的過程，他熬到最後才倒下來，組織都壞死一段時間了！」曾教授反推當日的情形。

他想像志工忍耐著不適，一心想要完成回收工作，卻不自覺體內產生巨大變化，送醫後因為急救推擠胸腔，造成血管破裂的情形更加嚴重。「原來生命可以如此強韌！」他知道很多志工期許「做到最後一口氣」，試圖以意志戰勝肉體的精神令人震撼！

「英雄都死在沙場上。」慈大學士後中醫系學生李政偉形容葉重義老師。

他在大一的解剖學課分配在葉老師這一組，看見他的胸腔、腹腔內部呈棕色與黑色，難辨血管、神經的位置，因此改到郭瑞華老師那一組做相對位置的解剖觀察。而在郭老師身上，解剖學科蘇彥如助教捨得將媽媽的身體捐出，又讓他見識到「大義捐親」的壯烈情操。

無語良師可敬的奉獻，並不全然來自家屬的訴說；操作者知道的愈多，學到的不只是醫學知識和技術。不若使用無主遺體教學，因為不知道大體老師的身分而保持「臨床疏離」，儘管內心還是有著些許悸動，卻集體選擇了不帶情感。

曾國藩直到在慈濟大學兼課，才知道解剖教學可以有不同作法，在計畫辭去臺大解剖學暨細胞生物學科主任轉到慈大專任教職的前一兩年，他嘗試做一些改變。

以往的醫學生修完解剖學課就走了，被支解得凌亂破碎的遺體交由葬儀社處理。臺灣醫學教育在教學上以「情感脫離」的方式在進行，卻期待所訓練出來的醫療從事人員要有「同理心」，曾教授認為這是相互矛盾的。

他事先請人買來一些白布，讓醫學生在實習結束時，用白布將零碎的大體全身纏繞再放進棺木，相當於最粗簡的著衣入殮。他也委請班代表致辭、帶領默禱。

在班代表還在致辭時，他看見學生流淚。只不過多了一點「形式」，卻讓學生打從心裡「在意」，一反過去「無視」於無主遺體的存在。他知道這樣的嘗試和慈濟大學比較起來相差得太遠，「但人都有感情，還是可以感動一些人。」他說，自己並沒有意圖引進慈濟的人文模式，只希望帶給學生不同的感受。

一般人對於「儀式」有著刻板印象，認為既繁瑣費時又徒具形式。曾經有醫師在參與送靈典禮彩排時，認為慈濟對於細節過於「吹毛求疵」，直到在追思典禮看見結合當天一早送靈典禮的影片剪輯，方才明白慈大為何如此堅持。

「生活中充滿儀式，只是一般人沒有注意而已。」花蓮慈院何冠進醫師指出，舉凡出生、畢業、結婚到死亡，人類在每個重要階段都會經歷儀式；而在日常生活，父母在孩子每天臨睡前說說床邊故事、親吻他們；在母親生日時送上一束花；每天睡前靜坐，或以一杯咖啡開啟一天的工作……，這些也是「儀式」——並不一定刻意做給別人看，而是用心對待別人和自己，重視其中所蘊藏的情感、尊重與虔敬。只要注入情感，便不致流於形式化而缺乏意義。

「醫學院是象牙塔，一向不希望被人知道太多，但是家屬不只希望了解，甚至能夠參與。一般學校很少與大體捐贈者家屬互動，將遺體捐贈當作重要的事，而且是由學校直接進行溝通的，只有慈濟。」曾國藩教授表示，為了向「無語良師」和家屬致意，一向不做法會的靜思精舍法師特別設計了簡單隆重的人文典禮，邀請家屬參與。

「宗教儀式一定有，但是上人說那不是做法會，而是祝福。」德禪法師說，上人認為人文典禮是讓家屬一同為往生家人祝福，並不是觀看法師「做佛事」，因此流程設計捨棄艱澀難懂的咒語，一本「大體老師感恩追思儀軌」小冊子，只要識字就能念誦如《心經》、回向文等，參與課程的醫學生、醫師也能溶入其中。

不是做法事，而是祝福

為了尊重不同的宗教信仰，即使是來自天主教家庭的無語良師康純安、康念慈父女，家人為他們舉行「彌撒」，並在啟用典禮同時，在家人的大體旁念誦《玫瑰經》，這些都不影響人文典禮的進行。

花蓮地處偏遠、交通費時，權衡家屬的情感需求與現代生活的節奏，無語良師的人文典禮精簡到人人易懂，沒有繁文縟節，全員經過彩排故能從容就序。送靈當天，從送靈火化、追思典禮、領取骨灰同時植葬、入龕，一切程序必須在下午三點半前結束，俾便遠道家屬如期回程。

在絲毫不省略步驟，哪怕在火化或植葬時間上，可能因為必須等待而稍微延遲，法師與校方人員都能抓緊時間巧妙微調。凡顧及亡者的，必然也兼顧家屬，用心之處或許不容易被看見，卻都能令人滿意。

雖然家屬往往哭著將家人的大體送來，經過送靈典禮，於火葬場最後一瞥儘管傷痛，那一把又熱又旺的火反而讓人斷開執著。當身體不存在，家人真的走了，卻留下了培育良醫的意義。從火葬場回到學校等待領取骨灰的時間，家屬在感恩追思典禮上感到踏實與平靜。

「今天來這裡非常歡喜，而不是悲傷。慈濟讓爸爸完成遺願，把他的後事辦得這麼莊嚴，非常開心！感謝慈濟的師兄姊和參與送靈的所有人。」劉川德的女兒麗美笑著在追思會上揭曉媽媽得自神明的口諭，道是：「三太子說，那個夢代表爸爸跟慈濟的佛祖走了！」

一則電視報導改變了劉川德對於生命終點的安排；在他往生數日後，太太尋求三太子解夢；十個月後，在大體啟用與送靈典禮，家人才看見劉川德的「看見」，明白他為何在臨終前斷然做決定。

一個比想像中更莊嚴的儀典安慰了家屬，也印證大體捐贈關懷志工對他們所說的：「什麼都不必做，只要啟用、送靈時，人來了就好。」

曾國藩讚歎精舍法師設計特殊的互動方式，讓醫學生、醫師為無語良師著衣入殮，在送靈典禮與家屬走在一起，一同將骨灰放入琉璃罈、恭敬入龕，目的都在讓操作者與家屬同在，藉以培養同理心。

「捐贈大體這件事先在感性部分處理了，理性才能運作，家屬才能安心地將家人的身體捐出。」曾教授感謝法師與志工護持，每年八次的模擬手術課程，加上大三醫學生的解剖實習課，總共九次「無語良師」啟用與送靈典禮，結合儀式的人文互動，光靠學校的力量絕對無法承擔，這也成為他校無法複製的經驗。

「也因為慈濟的作法，其他學校或多或少願意學習，社會大眾對此的感受更傾向願意捐贈。」他說，家屬因為參與而更加確認自己的決定是對的，一旦社會大眾對於大體捐贈的作法愈了解，也更容易對捐贈家屬形成支持，而不是帶著質疑的另類眼光。

無語良師家屬翁培玲說，媽媽只有小學肄業，因為捐贈大體的因緣而成為醫學生、醫師的「老師」，備受尊重；而具有人文教育意義的宗教儀式，讓父親終於不再糾結於眾說紛紜，兩年來因為心理壓力所累積的失眠抑鬱，在參加送靈典禮過後瞬間釋放，內心獲得平靜。

「我這輩子再努力，也給不起你媽媽這樣隆重的葬禮，我安心了！」他說。

「人」文送靈，最莊嚴的典禮

在校園裡舉行的送靈典禮，既是人文精神的彰顯，也帶來了視覺的撞擊。逐一拆解發現，那是慈濟志工用最少金錢，卻付出最多人力共同成就的。

一個風光的葬禮，多數人聯想到布置華美的靈柩和加長型禮車，這些花錢買來的「排場」，在慈濟團體完全不適用。靜思精舍的法師和志工們以簡約而敬謹的心，專注每個細節。

典禮前一天，一輛輛由花蓮在地志工出借來的「小發財車」開進解剖學科旁的騎樓下，被綴以鮮花和布縵布置為靈車，每輛車可載送兩具棺木。曾任慈誠人隊長的花蓮志工謝富裕指出，早期的靈車布置是由靜思精舍擅長花藝的德普法師帶著志工一起做。

志工逐一檢查車輛，確保燃油、水箱充足，並測試煞車靈敏度。由於開往火葬場會經過陡坡路段，車輛馬力充足、煞車靈敏，才不致半路熄火或拋錨，務必將無語良師安全送達。

志工還在中央道路的地面做記號，讓典禮當天靈柩的停放既整齊，志工也掌握每位無語良師家屬出席的人數，在靈柩之間預留適當的間距，以便家屬們在最後叩別行跪拜禮時，不致擁促散亂。

慈誠師兄穿著西裝制服指揮交通、駕駛靈車，而從解剖學科解剖實習室或模擬手術室護送棺木到校園中央走道，最後再送上靈車，早期還是以「抬棺」的方式，每一組需要十多位師兄接力、合力完成。

謝富裕指出，花蓮慈誠志工人力單薄，送靈典禮往往由臺北、宜蘭、臺東的慈誠隊員一起動員前來莊嚴道場。他們還盡可能挑選身高平均的志工抬棺，以免重量落到較低的一方造成失衡。

即使後來改用不鏽鋼鋼架，每位無語良師的棺木還是需要八位男眾抬棺；而今靈柩以輪車推送，四位慈誠師兄扶靈即可，待棺木就定位，家屬加入扶靈，兩名志工退居後方補位。

二十多年來，送靈從人力「抬棺」到以輪車「扶靈」，「死亡的重量」逐年減輕；倒是在地志工年歲增長，體力漸感不勝負荷，這幾年多虧慈濟志業體的中青代志工加入，於典禮結束後才各自回到工作崗位。否則，「扶靈志工站太久，有時腳也會痲呢！」謝富裕笑說。

送靈典禮以花蓮在地志工為主，結合部分北區、東區志工，共同承擔扶靈、送靈、人文影像記錄、生活接待及用餐等。無語良師的人文典禮除了有靜思精舍兩百多位法師做後盾，志工角色也相當重要，缺一不可。他們發心而來，即使年邁，依然個個腰桿挺直，在送靈時分列兩旁站成一列雕像。

「上人說，最莊嚴的場面就是人親自來做！」謝富裕表示：「學校的事，志工挺到底！」

別後，學校沒有忘記他們

無論大體捐贈後是否已經啟用，家屬在白天任何時候都可以帶著鮮花、水果來到慈大解剖學科，在大體儲存室前或供奉琉璃罈的大捨堂緬懷。

「大體老師捐進來，家屬都可以回來看；等待三、四年，何時啟用也會通知。

全世界只有這麼一個設備透明化，家屬很安心。」曾國藩說。

每年五月，清明節過後、母親節前夕，在這個追念先祖、表達孝思的時節，醫學系同學在解剖學科及模擬醫學中心同仁的協助下，舉辦「無語良師追思音樂會」，由醫學系四年級學生進行主體規畫，大三學弟妹協辦與觀摩，他們自行準備音樂表演，一屆傳一屆、行之有年，早已蔚為傳統。

醫學生事先設計並寄出邀請卡，再以電話聯繫家屬確認出席人數，以及抵達花蓮前來學校的交通接送等，從第一屆無語良師至今，每年有五、六百位家屬參加。其中有一家兩個世代三、四人捐贈，也有夫妻、親子檔，手足、朋友或慈濟法親等，追思音樂會儼然是「無語良師」家族聚會，會場設在「大愛樓」一樓，也就是家屬將家人骨灰放進琉璃罈入龕的地點。

家人在這裡最後告別，也年年在此相聚，這幾年隨著出席人數增加，場地空間漸感不足，儘管大愛樓的樓上有很好的演藝廳，學生一度考慮更換場地，曾教授卻說：「家屬並不全然只是來看你們的表演。」

比起演藝廳舒適的觀賞座位，一張張小圓桌和點心椅的擺設，更容易拉近彼此的距離。「家屬需要彼此支持，有時所遭受的不解、誤解或是指責，只有在這裡，他們才知道那個決定是正確的。」曾教授指出：「每年的音樂會，代表學校沒有忘記他們。」

此外，每年九月開學後，大三醫學生期待師生第一個重要節日——教師節。這也是醫學系學長姊創下的另一項傳統。在九二八當天，解剖實習課十二組醫學生恭敬列隊走進教室，先向無語良師奉茶，每一組代表高舉整齊擺放食物飲品的托盤，猶如上供。

曾教授笑說，學生在暑期家訪時便打聽無語良師的興趣與喜好，有時是在教師節前夕致電家屬詢問，這些貼心的舉動都讓家屬感到欣慰，似乎也是代替他們而做的祭祀。

「學生會問家屬，他們的無語良師喜歡吃什麼，並不是到大賣場一式採買十二份。」曾國藩樂見學生有心，而不是虛應故事。每有機會向人介紹大體捐贈，他不忘提及學生自動發起的教師節敬師活動，各組學生提前買辦無語良師喜愛的糕點、水果、飲品等，歷屆最有趣的是一組醫學生敬奉一瓶小酒，得知無語良師生前就愛喝上一杯，無傷大雅卻代表著無限崇敬。

我不認識他，但他給了我全部

「無語良師，顧名思義就是將教學大體當作老師一樣對待。」馬來西亞的馬來亞大學醫學系「無語良師中心」總監蘇毅教授，利用前來臺灣參加「慈濟全球人醫年會」，親自觀察慈濟大學的人文典禮，肯定慈濟在一開始就確立操作者的學習心態。

馬來亞大學醫學系「無語良師中心」，是第一個正式與慈濟大學簽約，引進模擬醫學中心無語良師教育模式的單位。

「東方文化孝順父母、尊敬師長，但是醫師如何對待病人？沒有手冊可以指導。『無語良師』很巧妙地將病人轉換成老師，用對待老師的心去對待，應該或不應該做什麼，不用講，就是要尊重。這對東方人來講很容易就溝通了！」蘇教授本身是骨科醫師，他認為證嚴上人重視的人文理念並不是說教，而是提供情境讓人親自體會。現代醫病關係在人文方面的缺陷，正好用「無語良師」的理念彌補。

「生命的意義不在長短，而是活在別人的心裡；生命的意義也不在財富，而是有智慧地善用自己的所有去付出。」花蓮慈院婦科、臺灣婦產科內視鏡醫學會成員龐涅醫師，感恩無語良師的奉獻不只讓醫師們提升技術而已。

「我不認識他，但他給了我全部，現在我們已經不是陌生人了！」新加坡國立大學醫學生林宇亮坦言，如果是自己的舅舅、叔叔將身體捐出讓他做解剖練習，那還說得過去。大體捐贈者及家屬對他而言都是「陌生人」，卻願意將身體交給他，

「在模擬手術學習到的術式雖然很重要，但是時間一久沒再接觸，還是可能忘掉；只有大體老師與家屬的無私捐贈，是一輩子忘不了的。」他說。

在模擬手術上課前，手術臺前的大螢幕都會播放無語良師的生平，學員也會默禱，新加坡國立大學庄杰勛得知康念慈老師的生平、喜好，對她的家人也有所接觸，他說：「這讓我們感覺那不只是一個人體，而是一個朋友在教我。」

「無論我們願不願意承認，我們人生中最親密的關係就是我們與自身肉體的關係。死亡所帶來的最後侮辱就是失去對肉體的控制。」調查記者史考特・卡尼

（Scott Carney）在他有著聳動書名的《人體交易》〔註〕一書中如此表示。

在重視醫學人文教育的慈濟大學，死亡雖然讓人失去對肉體的控制，卻帶來意想不到的「尊榮」。隨著佛號聲，送靈隊伍朝校門口方向前進，沒有家屬哭天搶地，倒有陪伴在側的醫師、醫學生落淚。無語良師依然沉默，家屬發出感恩之情，更驚訝於眼前所見。

「阿公，你今天好像總統喔！那麼多醫師、校長來送你！」張瓊云的奶奶和外公都是無語良師，首次見到盛大場面，不禁脫口而出。

自慈大校門口送走至親，送靈隊伍宛如一條河流，在靜止的流動中，人們經歷了溫柔的澎湃……。

〔註〕摘自史考特・卡尼著，姚怡平譯，《人體交易：探尋全球器官掮客、骨頭小偷、血液農夫和兒童販子的蹤跡》，臺北：麥田出版，二〇一二年三月初版。

拿著解剖刀的糾結靈魂

賞鳥，將他帶到了遠方；在青藏高原，他得見特殊鳥種。賞鳥於他，並不是全然為了發現新種，而是藉以看見世間希有。他，喜歡發現難得一見的事物……。

在海拔四千六百公尺高山，曾國藩與賞鳥伙伴來到西藏一座喇嘛廟，沒有高聳入雲的塔寺，也沒有飄揚空中的五色旗，看起來像幾間破柴房。

一隻鳥歇息在廟附近的大石上，牠的體型碩大，背部覆蓋著灰色羽翼，像披著斗篷的僧侶入定，無視於不速之客的到來。曾國藩欣賞那分寧靜，置身祕境的孤獨感一向是靈魂裡最莫名的召喚。

「如果只是為了覓食，牠在底下就好。」他想像孤鳥懷抱相同志向，希望看見不同的風景才會飛到這麼高。

鳥類遷就食物來源才有那麼多的遷徙，人類的世界希望建立系統，如果經常遷徙，很多累積的東西將無法延續。回想生命中的幾次遷徙，從花蓮出走再回到花蓮，人生剛好過半，在最成熟的時期回到年少時以為再也不會回來的故鄉。

捨棄別人眼中的「最好」或「更好」，徒讓身邊的人費解。但也許，這隻鳥會知道……。

「返」其道，做對的事

當年做好決定捲土「東」來，曾國藩首先必須面對的是家人。

父母並不贊成，而他對太太永遠只有虧欠。女兒甫出世一週，他負笈美國，全家在一年後才團聚。在威斯康辛—麥迪遜分校用五年時間取得博士學位，之後轉往加州史丹福大學完成兩年半的博士後研究，他每天清晨五點左右進入研究室，待到晚間八點才離開，不見天日埋首研究；太太則在家照顧女兒、打理一切，一直是家庭的守護者。

年輕時為了「覓食」才飛那麼高那麼遠，為了美好生活而甘心忍受分離與漫長的等待；人生來到中年什麼都擁有了，他卻要放棄安穩舒適，再度單飛。他知道自己是關不住的鳥，結髮多年，他了解她的想法，但更希望她能明白他的。

「當今天下，舍我其誰？」找不出任何好的理由，他請來古代聖哲為自己說項。「舍我其誰？」她不理會孟子，在意的是眼前的丈夫居然要辭去臺大教職，到花蓮專任教書。

他一向投入工作，每天下班回來吃過晚餐便回到實驗室繼續工作到十一點才回家，雖然給家人的時間不多，至少還是天天歸營的戰士，為了家庭而奮鬥。果真慈濟大學是他的「非我不可」，她感到又將失去他了！

「有那個緣分無意間在川北接近青海的山裡看見特殊鳥種——藍額長腳地鶇，一個近幾十年沒有在野外再被記錄到的鳥種，沒有人知道牠們在這裡，這種奇遇對我而言是很特殊的感受。」曾國藩的靈魂回應的是這類的召喚，一如發現慈濟大體捐贈與解剖教學的特殊性，雖然那時醫界還沒多少人注意到它。

年輕時埋首解剖學領域，而後從事教學，他的責任是培育未來的醫師。「使用無主遺體教學等於當他們是『標本』，他們並沒有同意讓你解剖，而我們卻期待這樣教出的學生日後面對病人可以有愛？」曾國藩曾因此懷疑自己是個「行屍走肉」，但他心底知道：人，是有感情的。

慈濟對於大體老師和家屬的尊重，特別是啟用與送靈典禮，不僅其他醫學院校無法做到，甚至從來沒人想過。光是「給大體老師一分尊重」，他認為慈濟已經在做對的、該做的事。

「再五年多就可以退休了！」依照世俗的算計，辭去臺大教職，等於將多年所累積的、包括即將到來的舒適退休生活都放棄掉。但，難道世俗的成就與享受是自己最想追求的嗎？曾國藩尋思：人生從無到有，所累積的安全與幸福大多表現在物質上，但在擁有了之後，人生看重的反倒不是這些了。

「證嚴法師是令人敬佩的精神導師、宗教領袖，我相信他。」儘管沒有宗教信仰，曾國藩對法師的無私生起虔敬的心。

「曾國藩，你以為你有多偉大？沒有你，天會塌下來嗎？」太太一向連名帶姓叫他，這時確實帶著一些情緒。

那位平定「太平天國」之亂的晚清重臣曾國藩確實偉大，他這個現代曾國藩恐怕連家裡都搞不定，奢談家國重任？他知道妻要的是「安家立命」，他卻希望「不枉此生」。

「如果沒有慈濟，我不會回來。」曾國藩認為自己是終其心、「返」其道，願意在慈濟共同成就一件「對」的事。

多年來，他讓那隻高山孤鳥停在他的心上，同樣閉著眼睛看著，同樣都選擇了孤獨。

翻轉格局，開拓新路

走出解剖學科大樓，曾國藩的視線離開死亡的軀體，躍然捕捉了空中橫過的一道影子。他知道誰來了！

大學時期開始醉心於賞鳥，這項興趣的開發比後來進入解剖研究所接觸得更早，也都達到專家的水準，只是前者無法用來糊口。

抬頭看鳥，低頭觀察解剖屍體和顯微鏡下的小鼠腦玻片從事神經學研究。他欣賞最活的，也看最死的，看似極端其實相通，兩者都屬於「型態學」，透過肉眼觀察物體的外形和變化，尤其鳥類的移動快速，動作相當誇張，他欣賞那種美。

他常利用寒、暑假出國賞鳥，在戶外賞鳥既不奢享美食，還必須爬山健行，冒著酷暑忍受蚊蚋侵擾，或在寂寒之中靜立等待。只有賞鳥人，才知道那是何等的樂趣！

他隨時都在看鳥，已和生活密不可分。他常望向校園裡的屋瓦，想要看盡那個直線上面有沒有藍磯鶇站在那裡，也從樹林傳出的叫聲聽見季節的更迭，雖然繁忙校務都跟著行事曆走，他真正依循的內在時間是候鳥的遷徙。

每當在校園看見紅尾伯勞，他知道那是八月底、九月初了。就這樣，他在慈大又度過了十數個秋冬。主持著解剖學科、模擬醫學中心，也帶領校內研究團隊，曾國藩至今教學、研究不斷。去年八月辭去慈大副校長的行政職務，對外演講和接待參訪還是占去不少時間；而隨著模擬醫學中心操作對象，從慈濟體系擴及非慈濟的海內外醫師、醫學生，他在花蓮的父母與在臺北的家眷，依然只能分配到週末的零星時間，且還不是週週都有。

他被時間切割得厲害，拼湊起來卻是相當完整的解剖學版圖。在慈大的課堂裡，他授課依然如魚得水。之前在臺大擔任解剖學科兼北區醫學院遺體分配中心主任，教學遺體得來不易，主要是法院裁定的無名屍，他設法分配到讓各校雖不滿意但還可以接受。

慈濟大學的教學遺體充足，學生人數少，大體使用量不多，儲存空間也有限，面對著「源源不絕」的捐贈者，對象大部分是慈濟人，漸漸地，「人家有心想捐，學校何忍拒絕？」這樣的疑問成為解剖學科另一個的難題。

每一位志願捐贈者都希望完成遺願，還有來自家屬的期待，崇高的奉獻精神何忍拒絕？慈大起初徵求志願捐贈者或家屬的同意，將大體轉捐贈給長期處在「乾漠若渴」的中南部醫學院校。除此之外還有別的辦法嗎？

若不積極思考解決之道而有所作為，慈濟大學的大體捐贈與醫學人文教育儘管還是「很美」，但恐怕也僅止於本島「東方」淨土，難免劃地自限，而非如今日的模擬醫學中心具備朝國際開放的能力，多年來一直吸引海內外醫學生、醫界翹楚前來交流學習。

融冰之愛，記者落淚

她在你靈魂的井底以她的方式掙扎
磋磨出一道千仞深的曲折長卷
那是多麼懾人的景觀
所有山的重量都豎起來存放
天光從裂縫射入
陰影閃避而仍然高大〔註一〕

旅人必遊景點太魯閣，在詩人羅智成的筆下這般雄偉。

曾國藩出生在這片好山好水，當故鄉成為他口中的一個景點——「花蓮背靠中央山脈，面對太平洋，風景優美，島嶼東部是陽光最先照耀的地方，由於開發的時間最晚，反而稱作『後山』。限制也形成保護，湧進花蓮的觀光客往往欣賞這一片渾然天成，暗地希望這處桃花源永遠不要開發，最好永遠穿著開襠褲！」

眼前，慈大的訪客們會心一笑。太魯閣的風光令人驚歎、折服、流連忘返，這樣的景色只適合度假。曾國藩長大以後才知道花蓮是條開襠褲，生活在此地，開門見山、隨處看海，卻也感受獨特地理環境帶來的限制，加上交通不便，早期在醫療、教育和社會經濟發展上，資源相當匱乏。

「這是花蓮擺脫不了的宿命。」曾國藩像在訴說自己，成長過程中不斷感受這塊土地的封閉，直到考取大學到成功嶺受訓，第一次踏出這塊土地，以為是為了擺脫無知與封閉，他一心遠走高飛。

在他北上念大學那年，證嚴法師為了解決花蓮醫療缺乏的問題，在市區近曾國藩老家附近開辦了義診所。法師是外地人，卻以在地觀點看見此地的需要，這是慈濟基金會的緣起。如今城市人為了太魯閣而來，也參觀慈濟。

慈濟大學透過大體捐贈，意外開展出模擬醫學中心，這幾年成為後山的一則傳奇，吸引國內外無數的參訪者。曾國藩當初也是為此「朝聖」而來。

在每次的「無語良師」啟用典禮，面對著使用大體做練習的醫學生和醫師，無論是慈濟體系或來自外界，曾國藩一定會向他們介紹慈濟的緣起與醫學人文的理念。

模擬醫學中心是最花錢卻不收費的臨床手術訓練中心，它不是用金錢一手打造，而是擁有無數的大體捐贈者，才有機會促成。與其說慈濟需要一份認同，不如說希望人人尊重生命，即使是面對教學遺體。

「無語良師」的醫學人文教育曾獲得美國《華爾街日報》得過普立茲報導獎記者張彥（Ian Johnson）的青睞〔註二〕，之後陸續也有亞洲媒體前來採訪。韓國最大電視臺KBS的記錄片節目製作人蔣江福，二〇一八年九月前來拍攝大體模擬手術，於模擬手術室裡數度感動落淚。

如果是為了採訪新穎的手術計畫，記者應該到醫院去訪問，或許也不致為此而落淚。牽動人心的永遠是躺在手術臺上，那一具具冰冷軀體中散發出的大愛。光是自問願不願或捨不捨得家人捐贈，心中便能擰出酸楚。這一分同理，來自於教學情境的感染。

慈濟模擬醫學中心無償與外界共享資源，曾國藩認為自己有責任讓每位操作者了解創辦人的理念，特別是大體捐贈者為何願意捐出寶貴的身體。

「你每次都親自講嗎？」有記者發現同一梯四天的模擬手術課程裡，曾國藩只要面對不同的操作者一定重複講述。一旦少了說明與介紹，人們在短暫的參觀行程所看見的只是硬體設備而已。這也是他自比為「傳教士」的原因。

慈濟大學在醫學教育的人文面向，放眼全球，當可立於東方不敗。已故英國牛津大學社會學教授彼得．克拉克（Peter B. Clarke），兩度到慈濟大學參訪，都由曾國藩教授接待。

「實證醫學從西方傳到東方，但是人文化的醫學教育由東方興起，回傳到西方。」彼得．克拉克表示，慈濟的作法令人激賞。

單身赴任，宛如修行

鬧鐘還沒響起，曾國藩已經醒來，以跑步開始每一天，即使下雨天，他的雙腳也在跑步機上滑動，藉以維持充沛的體力。他欣賞自律的人，一如對自己的要求。

重新做回花蓮人，他住進教職員宿舍，靠著電鍋和冰箱小家電，將超市買來的絲瓜、南瓜等食材和洗好的米放進電鍋煮成菜飯，或蒸個饅頭裹腹，自理三餐。他本來還自製優格，得知鮮奶係剝奪了小牛的食物，從此不買；他連咖啡都能免疫，對於物質的依賴程度少之又少。他幾乎沒有飯局，也不與人相約喝下午茶，認為那是時間和金錢的雙重浪費。

從宿舍到校園，他騎腳踏車往返，沒有家人的等待，他更加披星戴月投入工作。無論天氣陰晴，生活中該做的事，時間一到便自然啟動，任何煩惱無法久留。「我的個性比較屬於檢視自己內心，在心理上已經出家似地。」他如此形容自己。

他蓄著三分頭，早年一直都是太太為他理髮。長時間待在學校，他的衣服有很多是一式同款不同顏色幾件輪流在替換。他的辦公室有個衣架，吊掛襯衫、外套、T恤等，讓他在教學、實驗、演講、接待參訪時，隨著角色而變裝。身上常見的顏色不外藍與黑、白與灰。

他相信生活簡單才能在專業領域開花。處事明快而不拖泥帶水，卻是解剖學科同仁和學生眼中的「軟心腸」。

「他們每一個都知道我『沒有用』。」他苦笑，一方面卻又自認像個「黑道老大」，很少在公開場合露面，卻在背後掌握一切。

凡與「無語良師」相關，如醫學生家訪行前說明、生平行誼介紹預講、啟用與送靈典禮綵排，這些幕後的行前準備，一次又一次，解剖學科師長們都陪著學生一起做，曾國藩更是盯緊細節。即使學生冒著夜雨綵排送靈典禮，他的衣服也同樣被淋濕。

「這是家屬最後一次機會送走家人。」多年來校方所堅持的，無非是要對得起捐贈者，也讓家屬放心。無語良師的教育是許多人共同成就，當一切準備到位，曾國藩反而很少拿著麥克風上臺致辭。

他最樂此不疲的還是教學，對學生的學習要求嚴格，大部分都是苦口婆心，他最大的活潑也展現在教學，是個具有幽默感的老師。

美女的胸大肌

曾國藩上課都會準備簡報，兩堂課所使用的圖片不超過三十張，一張圖能說明好幾個面向。系上的劉培新老師也是他在臺大研究所帶出來的學生，對於老師在這方面的精闢之道大為折服。

在大三解剖學課，當曾國藩按出下一張簡報，學生臉部的線條都改變了！

「不要看錯地方！」他也在笑。

這是女性的上半身，她側著臉輕抬左手的姿勢相當優雅。舞者絲質般的貼身上衣烘托玲瓏有致的身材，無論男女，視點無不停留在她的胸前。

挑這張照片講解「胸大肌」？怎不是個肌肉男？分明是故意。美女的胸大肌究竟怎麼看呢？

「當人把手往上舉，肩胛骨會跟著動，你們看看肌肉的附著點。很容易可以看出解剖學上腋窩的前、後、內、外四個壁，以及尖端及底的位置。」曾國藩說，下午的解剖實習將會切開胸大肌，把裡面的膜剪開就可以看見這條肌肉。

美女的胸大肌，他特別用來補充講解臨床相當高比例的女性乳癌，「肌肉外面是結締組織，癌細胞穿過肌肉進入兩層胸肌之間的空隙，並往腋窩尖端走，癌細胞很容易沿著血管向著心臟的方向移動。」他讓學生再看清楚美女圖，提醒若是日後有機會處理乳癌病人，要注意這條肌肉下面的血管供給養分與回流的方向，沒能及早處理或治療，癌細胞容易從原發點沿著血管擴散開來。

帶著嚴肅口吻講解，瞬間收攝了學生前一分鐘的逸想，也記住將來若有機會在外科做處理，務必要有這層風險考量。這正是選圖的用意。

他教學生認識人體的骨骼、肌肉、神經和血管，包括血管的供應以及神經對於肌肉的支配，為了讓學生了解肌肉如何指揮身體，他掀開外套直接抓住腋下，告訴學生如何區分前、後壁與內、外壁的位置。一會兒他又把右腳跨上講臺，示範長者爬樓梯時習慣的反手扶住後腰，他要讓學生知道使用哪一塊肌肉才能讓老人的腰腿有力。

難記的醫學名詞經由他的口才一一分解，難解的身體運作原理也被他親身示範動作逐個剖析，難怪學生不但錄音以便課後複習，還總是提前入座搶占最佳的「觀賞」位置。比起在臺大教書，他與學生的距離反而更親近了！

腳痛，心裡得意

一位到醫院實習的醫學生回來解剖學科，曾國藩撩起褲管向他展示腳傷縫合處。

「不會是慈大學生縫的！」學生一眼就認出破綻並且爆笑，他笑老師運氣不佳。

「有機會的話，我拍下腳傷的照片告訴我們的學生：有一個人腳被割傷，醫師縫出來的傷口是這樣子。」曾國藩笑說，他想問臺下：「以你們現在擁有的技術，你們認為可以接受嗎？認為可以的人請舉手。」

「每一屆學生，我們都辛苦在教。」曾國藩對於教學和學生都有信心，可惜當自己需要用上時，卻享受不到教學付出的成果。

曾國藩幾天前在臺北，他穿著短褲、拖鞋整理著剛從國外出差帶回來的行李，突然一聲莫名的聲響，還沒回頭看，他感覺靠近腳踝上方有點刺痛。

原來，是客廳吊燈的燈罩突然掉落，先砸到茶几上，再碎落到地面，他的右腳被波及，彈起來的玻璃碎片劃出傷口，連拖鞋鞋面凹槽也充滿血水。太太是資深護理師退休，止血包紮難不倒她，研判必須縫合，他們決定到醫院去。

距離近的有幾家大醫院，他先考慮仍有很多學生在那裡服務的臺大醫院，但是假日到急診，他知道這樣的傷口只要止血了，可能不會被優先處置，必須等候醫師有空時才會替他縫合。他們決定到另一家鄰近的大醫院，心裡也接受這樣的傷口大概就是由值班或實習醫師處理了。

傷口只需縫四針，但急診處的年輕實習醫師卻縫得明顯間距不一、鬆緊不一。回到學校後的隔天，縫得太緊的第三針特別疼痛，他只好決定自行拆除其中的一針縫線。由於縫線嚴重地過緊，兩天後確認傷口已經大致癒合後，他就自行提前拆線了。

皮膚表面縫線若鬆緊不一，就像衣服縫線拉得不夠平整，布面就無法平貼，除了會造成縫合處疼痛，日後也會留下明顯疤痕。

「傷口縫合要注意距離對等、深淺相同，前後左右下針的那四針，最好形成正方形，如此一來血液循環較好，有助於傷口復原。」慈大醫學生進入臨床實習之前，都在模擬手術課程學習基礎救命術；而縫合是外科醫師的基本技巧，都由擅長關閉傷口的整形外科醫師教導，學生還必須通過考試。

此外，在大三解剖實習課結束時，學生會以一週的時間為大體老師縫合。在這之前，他們先將大體老師的內臟放回原位，而且必須將器官放在正確位置。

「如果沒有能力將它們放回正確位置，不就白學了？譬如肝臟有右葉、左葉，右大左小；大腸有升結腸、橫結腸等，還有一部分的小腸在骨盆腔，如果學生能放得正確無誤，代表學懂了！」曾國藩觀察學生一旦被老師讚許放對時會有榮譽感，無法第一次就做好時也會感到對不起大體老師和自己。

在縫合時，儘管提醒學生有些地方可以縫疏一點，在較多皺紋或是臉部角度變化的地方才需要縫密一點，由於學生很在意無語良師，往往在他們身上「臨行密密縫」，好像要將所有的感謝和歉意都縫進去似地。他相信以慈大醫學生所接受的訓練，光是應付一般傷口縫合便綽綽有餘了！

「傷口難看並不會危及生命。在假日遇見那樣的醫師、那樣的醫療品質也只好認了！」曾國藩邊安慰對他面帶同情的學生，他的腳傷雖然有點兒痛，心裡卻得意得很！

一缺三，等人的咖啡座

每每和家人一同觀賞影片，掉淚的人往往是曾國藩。

難得在飛機上看了一部電影，男主角從企業主管職退休，他在晚間燙好襯衫，隔天起床漱洗後，踩著光亮的皮鞋出門。他每天帶著報紙走進「星巴克」，點好咖啡之後專挑四人座位坐下。

年輕人總是來得晚些，陸續有人過來詢問併桌，時間愈晚、客人愈多，男主角的身邊坐滿不同的客人。

自從老伴病逝，成天在家沒人可以說話，儘管生活優渥，作息也可維持正常，但他期待與人互動，否則心裡發慌。

劇中男人的孤獨闖進曾國藩的內心，那一分落寞讓他想起大體老師的家屬。同樣面對喪親後的孤獨，甚至是更深的傷痛。

趕上當年模擬手術第一次試作進行的第一天，臨時被送來的大體捐贈者蔡翠錦，她的意外往生成為當天新聞焦點，提醒民眾注意浴廁安全。

那天，她在清晨盥洗時，洗手臺突然爆裂，尖銳碎片直接傷中她的頸動脈，造成大量失血致死。事故發生後，四十一歲的她在十二小時內被送到慈濟大學完成大體捐贈。

她和先生都是慈濟人，遭逢不幸，先生決定讓她成為無語良師。曾國藩看見他們的兒子約莫才初、高中生吧？好像默默接受這一切。

「家人將她交給我們，但是他們不知道這個身體即將面對什麼？他們只是相信慈濟。如果她被送來，讓我們冷凍一星期或一個月，時間雖然短暫，對家屬而言至少還是個沉澱——這個人還在慈濟大學。可是當天，家人將手放開、轉過頭，回到家裡就是永遠少了一個人；而這個人已經交給我們放在模擬手術臺上練習，家人反而變成了局外人！」曾國藩不知為何心裡痛得一場糊塗，自覺殘忍地剝奪了家屬悲傷的時間。

「為什麼家屬願意放手？是他們捐贈的意念壓過其他的思考。他們的勇敢令我害怕！」曾國藩在家屬身上看見自己肩上的擔子有多沉重！

而生命的孤寂與荒涼不只表現在電影，曾國藩喜愛的歌曲是藏區青年為自己的失意而寫下的心路《西海情歌》——

自你離開以後，從此就丟了溫柔，
等待在這雪山路漫長，聽寒風呼嘯依舊，
一眼望不到邊，風似刀割我的臉，
等不到西海天際蔚藍，無言這蒼茫的高原。

還記得你答應過我不會讓我把你找不見，
可你跟隨那南歸的候鳥飛得那麼遠……

雖然是一首情歌，歌詞讓他想起幾次深入藏地所見的自然景物。歌手與他在西藏所見的女性一樣——身材高大，方圓的臉上應該布滿風霜——用低沉的嗓音唱出對生命難以掌握的無奈。

春去秋來，當北方的冰雪融化，南遷的候鳥返回，等候的人卻不見蹤影。也許來遲了，也許是無法挽回，這樣的「缺席」讓曾國藩想起在解剖實驗室，他有時幻想自己躺在那裡靜靜地離開人世；有時也想像自己是被留下來的親人，面對著難以承擔的孤寂⋯⋯。

以往只要拿起解剖刀，對於人體構造的熟悉往往加速解剖到位，當用力撥開肌肉組織，所暴露的部位就像解剖學圖譜所畫的那般「漂亮」，曾國藩接受的專業訓練讓他磨出了冷靜與無情。

雖然他的科學頭腦並不相信人死之後會有靈魂，但是慈濟大學的無語良師，每個身體都有名字而且附著情感，這讓他光是聽見他們的生平故事便紅了眼眶。

這是他解剖刀下鮮為人知的情感糾結。

胡同走到底才能看見光

如果當年繼續留在臺北教書，曾國藩此刻說不定已經退休，帶著望遠鏡穿山入林，縱情看山看鳥。因應慈濟大學大體捐贈的特殊性，從遺體防腐處理再開發遺體冷凍保存。自從模擬醫學中心對外開放，這個大翻轉讓他比以前更忙、責任更重，幾乎難以放下。

他有自信在臺灣遺體捐贈和處理方面所累積的資歷和經驗，應該很難甚至沒有人可以挑戰他；不過，可能有人會質疑按照傳統的方式教解剖學就好，慈濟何必塑造出一個環境和氛圍，逼得好像其他院校非得跟著做不可？

「我認為這是對的、該做的事，該給大體捐贈者一分尊重。」同樣的理由，是他來到慈大教書的初衷，也希望足以堅持下去形成更大的影響力。

「全世界普遍欠缺遺體和模擬手術訓練中心，因為沒有遺體來源，就沒辦法設立中心。而我們不但有捐贈來源，而且有自己的監督系統，也承諾並且實際做到大家共同見證所有發生的事情，從這個面向讓我們有機會可以走出去。」他相信慈濟人文可以走上國際，讓人看見那個美好。

當初遷就大捨樓既有的教室規畫成立了模擬醫學中心，空間挑高不夠理想，近年為了提升進階模擬手術的層級，引進超音波和移動式X光機設備，但是牆面不易敲掉加裝鉛板，只好增設移動式防護。模擬手術每年舉辦八次，既有空間和設備不敷使用的情況下，所有的附加都得勞師動眾。

偶爾到解剖學科對面靠近慈濟靜思堂那一片樹林看鳥，神馳之際，他彷彿看見或許未來是個機會——若能在此建置與現有的解剖學科教室連結的空間，透過地下道連結遺體冷凍儲存室，送靈典禮也可以在中央道路舉行，不僅能提升專業設施，更能融合人文氛圍，呈現更好的格局。

「在臺灣大概只有慈濟有條件設立國際級的模擬醫學中心。」他也想像，慈大一百年之後，供奉大體老師骨灰的大捨堂是否還要繼續擴充？也許目前做法還不是真正的回歸自然環保，反而應該鼓勵完全植葬。也就是說不一定要有一個有形空間。他舉美國越戰紀念牆為例，那其實就是一種「象徵」。

參考越戰紀念牆作法，無語良師的資料可以數位化儲存，隨著參訪者的選擇投射在牆面追憶，成為戶外景點；參觀者借用現代科技，手機輕觸，家屬也能聚在一起回顧，無語良師的影片資料可以更廣為流傳。

他認為自己只知道如何訓練醫學生，期許將解剖學專業發揮到極致；至於模擬醫學中心的未來，需要其他人共同打造。將來也許會有具聲望的資深外科醫師願意來承擔、主持，更拉近與醫界的距離。

曾教授自謙並不聰敏，但是對於所選擇的路從來不三心二意。

「人生就像眼前有很多的胡同，若你選擇其中一個，只要走得不深就闖不下去，你會以為走入的是死胡同。相反地，我會堅持下去，一直試著探到胡同的底。」他知道很多做實驗的人後來能成功，往往是花上「一生」的時間鑽研一件事。

「我雖然沒有他們的成功，所抱持的態度是一樣的！」他想起在河北秦皇島賞鳥，那裡布滿旱地的植被，樹上長了長刺，那些鳥為了補充熱量而飛上去，身體往往被刺中，無法替自己拔出來，只好帶著那根扎在身上長長的刺繼續活下去。

「人，是心的奴隸，生命既脆弱又堅強。」曾國藩在鳥類的世界看見這何異於自己的宿命？「我是比較感性的人，我能做的，一部分是我的執著，另一部分是我過去累積下來的了解，加上凡事親自去做的個性，這使我愈沉愈深……。」

「遇見慈濟，是因為人文精神理念，讓無語良師的教育和模擬醫學中心成為特殊。」他說：「如果沒有遇見上人和慈濟，我也是平凡走過一生。」

下輩子約在哪裡

「曾國藩，起來動一動！」忘了在電腦前坐了多久，直到聽見太太叫著自己的名字。

家人聚少離多，女兒也已為人母，曾國藩有時想想，人生從一個到兩個、三個人，然後回復兩人世界卻依然分隔兩地。他知道太太對他付出很多，而他卻沒有相對地付出，深感虧欠。

難得一次和太太似乎有個深情對話。那天，她問他一個問題，是關於下輩子。

「下輩子要不要在一起？」電視劇裡經常出現的橋段，男人應該很好發揮。

「好啊！」他對這個約定答應得很爽快，接著反問：「約在哪裡見面？」

難得她還有來世再做夫妻想法，他卻只敢承諾一半。

他不信宗教，認為「輪迴」是缺乏邏輯推演的玄學，是為了方便教化冥頑不靈的人，讓他們相信來世會有懲罰，因此這輩子不能做壞事。他有時也會用這個論調與靜思精舍的法師稍微「討論」，因為還有懷疑，難怪無法穩穩接住太太拋出的這顆「來世相約」的球。

幾年前，他升格當上外公，假期難得回到臺北含飴弄孫，享受天倫。

「曾國藩，你喝湯了嗎？」曾國藩聞言，拿起湯瓢乖乖聽命。

睨著餐桌旁學著大人說話得意地笑著的小男娃，他心裡乾笑著：「再不多久，這毛頭就學會使喚我了！」

昔日的「舍我其誰」、「不枉此生」，一生受到熱情驅使，甘心奔波勞碌，這是曾國藩的個性、選擇和命運，他雖不信宗教卻有著深刻的信仰。看著從廚房走出來的女人堆滿笑意，她用一生的愛只為了「安家立命」。

曾國藩意識到自己是家人放出去的鳥，他謝謝家人真正為自己安了天下。

〔註一〕節錄自羅智成詩集《夢中書房》，臺北：聯合文學，二〇〇二年三月初版。書中〈峽谷——記太魯閣〉一詩

〔註二〕二〇〇九年四月二十二日，美國《華爾街日報》以頭版標題刊出「獻給無語良師的詩篇和感恩大體老師的淚水，在臺灣帶動了大體捐贈熱潮；醫學生跟家屬密切互動，扭轉一般人對遺體捐贈的看法。」由該報駐北京記者張彥報導慈濟大學大體捐贈與模擬手術。

後記——

段段碎裂、片片生成

在慈濟大學圖書館架上發現一本書，封面是一具骷髏，左手貼著醒目的紅色標籤，上面寫著「SALE（銷售）」。死人骨頭也可以買賣？做什麼用途呢？很是好奇。

調查記者史考特．卡尼（Scott Carney）在《人體交易：探尋全球器官掮客、骨頭小偷、血液農夫和兒童販子的蹤跡》這本書的一開頭就替自己秤斤論兩——估計以他身高六呎二，體重接近兩百磅，牙齒齊全、心腎功能皆正常，大約價值二十五萬美元。他還說自己是美國人，肉體才得以高價賣出，若在其他國家就無法賣到這麼好的價錢！

史考特告訴我們，不只人骨可以被賣作宗教的法器，他花了很長時間追蹤全世界的人肉市集，「美國境內有好幾起重大的太平間竊屍案，殯儀館會將家屬託付的遺體給人體組織供應公司，遭受褻瀆的屍體跟著就被大卸八塊，用於移植術和肌腱更換。」人肉市場遠比他想像中的還要大！

尊重感恩，豈敢褻瀆

現代的「身體小偷」悄悄在殯葬業者與醫學院、醫院、製藥廠之間搭起橋梁，避人耳目地大賺其利，雖然部分被應用在移植醫學造福病人，備受爭議的是未經同意。書中案例指出，一九六〇年代至一九八〇年代中期，美國殯葬業者結合警察部門的病理科醫師，將數十萬個腦下垂體賣給大型製藥廠做成生長激素的注射藥劑，臨床的應用價值相當可觀！

慈大曾國藩教授講述解剖學歷史還只是提到，中世紀歐洲的盜墓者竊取甫下葬的屍體賣給醫生做解剖。大體解剖，是醫師養成不可或缺的基礎訓練，而死者一直是提供專業學習的養分，卻沒有得到應有的尊重，甚至因為有利可圖而涉及非法交易和犯罪。反觀現代，拜醫療科技的進步，人們從死者身上偷得的東西愈小，獲利愈高而且更不容易被人發現，尤其是體內的器官組織，反正屍體外表看不出有任何損失，也許正好被用來合理化這種褻瀆吧?!

慈濟的無語良師有名有姓，大體捐贈做到如曾國藩教授所說：「透明到可以互動，可以由家屬直接監督！」這幾年多次進出慈濟大學解剖學科與模擬醫學中心採訪，第一次看見書中所形容「難以取得而且價錢昂貴」的腦下垂體，是在醫學系三年級的解剖實習室。

醫學生在學期末為無語良師縫合，他們之前鋸開大體老師的頭骨，取出裡面的腦組織進行觀察，各組學生依據慈濟大學大體實習室內特有的規定，特別將一些細小組織分別收藏在小罐子裡，腦下垂體也被小心翼翼地保管著。這個腺體管控人體荷爾蒙的分泌，經查閱資料，它的正常體積只有1.3×0.9×0.6公分，重量不到一公克，相當於一顆花生米大小，在復原無語良師的身體縫合頭部時，醫學生會將它們原原本本放回原來的位置，歸還給老師。

解剖學科在教學上的尊重與細膩處不容易被看見，參訪者多半只見到大體儲存空間，以及供奉骨灰琉璃罈的大捨堂，在無語良師的啟用與送靈典禮，追思堂都有簡單而隆重的佛教儀典。醫學系應屆畢業生吳自強在學期間經歷父親病逝後捐贈大體，他表示，無論自己的身分是醫學生、送靈志工或是無語良師的家屬，所看見的作法都一樣，感受慈濟表裡如一的尊重態度。

聖化遺體，依然悲傷

大體捐贈若只是換得身體的切割與家屬的心碎，二十五年來不可能累計超過四萬人允許身體在日後被用作醫學解剖。慈濟美國人醫會陳福民醫師形容無語良師是「連自己的身體都可以不要的人！」雖如你我這般平凡的肉體，卻有著大無畏的精神，令人敬佩！

二〇一八年六月，模擬手術課程啟用前，在無語良師名單赫然看見「康念慈」這個名字，心中為之一震！距離書寫康純安老先生的大體啟用，事隔二十一年，當年採訪康念慈大姊等子女述及爸爸的捐贈緣起，之後訪問該組學生與家屬的互動，康爺爺當年「以身相許」培育出來的醫師，其中張睿智、蘇桂英夫婦雙雙服務於花蓮慈濟醫院，多年來與康阿姨們情同家人，在康大阿姨的大體啟用與送靈典禮也以家屬身分參加，發乎真情的相待熨燙著彼此的心。

無語良師無私的奉獻豐富了人文教育的內涵，慈濟大學的作法象徵醫學教育的一道曙光，經由時間的蘊釀，更顯現其光輝。無語良師為什麼要捐贈大體？家屬為什麼捨得成全？當醫學生帶著這兩個問題拜訪家屬，才明白這一切並非理所當然。

即使大體捐贈聖化了遺體，對家屬而言，失去至親猶如災難，包括我在訪談時也一度犯錯，以為家屬經過一段時日的沉澱，到了大體啟用典禮，可能得到安慰而不再過度悲傷。「段段碎裂，片片生成。」足以形容家屬忍痛成全的心境；藉由醫學生、醫師的雙手，儘管無語良師的身體被支解，卻也得以圓滿心願；操作者透過刀鋒解析，豐富著醫學知識版圖也在精進技術，在臨床不可避免的風險中增添一道安全網，保護病人。

「無語良師」是慈濟開創的醫學人文教育，無論是否有意願成為大體捐贈者，人們莫不重視醫療品質的照顧，而良醫更勝名醫。無語良師所造福的病人，可能是你，也可能是我，息息相關。

解剖教學，一號人物

「人文不容易教。上人所做的是營造好的環境讓人去體會。」花蓮慈院重症加護外科病房主任何冠進醫師經常指導醫學生基礎模擬術式，他認為愈多的參與，感動愈深！一回，他在模擬手術課程開始之前，向慈大及海外姊妹校醫學生說明慈濟基金會和模擬醫學中心的緣起，「曾教授說，他一輩子教解剖，最後一堂課是躺下來教。」多次聽聞曾教授說起這段話，何醫師從沒想過當這些話透過自己轉述給其他學習者，「我竟然感到鼻酸！」他說。

寫作之初原擬以模擬醫學中心的推手曾國藩教授為主軸，發展無語良師教育的不同面向；然而曾教授明確表態：「我還不足以為人典範，不要好像在寫豐功偉業！」

曾教授一出生就使用了偉人的名字，乍聞其名者莫不竊笑。晚清重臣曾國藩組織湘軍平定了「太平天國」之亂，根據歷史記載，他結合民兵結結實實挖地壕，以守為進，採取「結硬寨、打呆仗」的方式，堅持到最後終於大克太平軍。

曾教授在慈大解剖學科也和曾國藩打仗如出一轍。他投注心血研發大體防腐與冷凍保存方式，其中嘗試過失敗，蹲著苦窯似地帶領團隊堅持著上人的人文理念。這幾年透過模擬醫學中心，促成慈濟體系的醫學生、醫師與外界展開交流和學習，影響所及，從臺灣本土延伸到國際，可視為臺灣醫療進步一個微小卻不容忽視的面向。雖然曾教授不敢居功，但以他在解剖學的特殊貢獻，這位「曾國藩」同樣是一號人物！

兩年前，慈濟志工企圖集資籌畫無語良師電影的開拍，邀請業界優秀的製作團隊、導演等拜訪證嚴上人，並實際造訪慈濟大學，方才得知座落在東部小校角落裡的模擬醫學中心價值不斐；然而所有的模擬手術課程，即使不是慈濟體系的醫師、醫學生也都完全不收費！

「原來慈濟是把錢用在這裡！」當中有人恍然大悟地說。這也道出志工希望藉由電影，讓無語良師的議題引起廣泛重視，一同護持臺灣僅有的這座模擬醫學中心。上人叮囑這群專業人士對於無語良師的議題再多了解，並從公益角度做呈現。期待不久的未來，一部結合高度創意的電影能將這個生命課題深刻傳達給群眾。

愛與生命，值得等待

這本書裡棲息著許多靈魂，當我忘情地找尋他們的故事，竟忘了靈魂也有重量，而我的貪心無法將他們都帶回。採訪日久、愈感沉重，當資料整理與寫作進入第四年，不禁擔心能力不足。猶如難產欲死的母親般，然而這些靈魂必須藉由母體投胎，幸好歷時四年終告完成。

也或許必須如此，採訪進入第三年見到久違的康念慈大姊，雖然她的身軀已然冰冷。多年前搭乘她的「天主教賑災車」拜訪過修女，大姊右手做的事不讓左手知道，盡說別人的好。在她的大體啟用典禮才自家人口中得知一二，並請他們同意讓我為畢生散發熱情的大姊留下紀錄。

此外，醫學生吳自強這一班，從他們大二下學期曾教授為他們講解解剖學歷史及拜訪無語良師家屬的注意事項，及至大三解剖實習，後來聽聞他的父親捐贈大體；訪談中驚訝於他迂迴而堅定的學醫之路，於是順著時間之流點滴紀錄，直到他結束慈院兩年實習，今年如願成為一名醫師。他的學醫之路走得很慢卻走得很深刻！感恩他與家人分享故事，包括父親接受治療過程遭受的處遇，從一名醫學生的口中娓娓道來，更富含教育意義。

感恩這些「等待」豐厚了這本書的內容。繼二〇一一年出版《以身相許：無語良師的生命教育》，有緣再度記錄這個主題，讓家屬在回憶中流下未盡的情淚，忙於精進醫術的醫師們耐心解說專業並修訂稿件；而將自己縮到最小卻為解剖學科付出最多心力的曾國藩教授，四年來知無不言、言無不盡，更為全書來回做審訂。感恩過程中來自靜思精舍法師、慈濟志工、慈大模擬醫學中心同仁，以及所有給予指導與協助的人們共同成就這本書，讓無語良師可貴的影響得以藉由出版而傳播。

我們一邊活著、一邊也在死去，如被點燃的線香，灰燼截截斷落，在歲月的助燃下，生命兀自朝向自我完成。然而，身體並不代表「生命」，無語良師透過「死亡」的現象，所欲彰顯的正是「愛」與「希望」。

「經常性的記住『死亡』來生活的人，他的生活價值觀會改變，他會警覺於現在的生活品質，他不願意錯過每一個可以讓自己喜悅的片刻。」最後引述最敬愛的長輩洪忠雄叔叔教導的這段話，祝福讀者們在閱覽本書關於「愛」與「生命」的故事之後，也能把握生命中每一個喜悅的片刻！

附錄——

慈濟大學大體捐贈暨教學運用大事記

▼一九九五年二月三日

●彰化林蕙敏女士生前致電慈濟醫學院，表達大體捐贈之意願。本日安詳往生，成為慈濟醫學院首位大體捐贈者。遺體經防腐處理及保存後，一九九六年九月十七日啟用進行教學，成為慈濟醫學院第一屆醫學生（三年級）的「大體老師」。

一九九五年二月二十八日

●證嚴上人於志工早會向會眾開示大體捐贈的意義：「生命只有使用權，沒有所有權。」讚揚在生命結束後，軀體還能充分發揮最後的良能與價值。

一九九五年三月二日

●首位遺體捐贈者林蕙敏女士的家屬十餘人，前往臺中分會皈依證嚴上人，並將醫學院致贈的致敬金回贈慈濟醫學院做為獎學金。

▼一九九六年九月十七日

●慈濟醫學院「大體解剖實習室」正式啟用，首次舉行第一屆八十三級醫學系三年級「大體老師啟用典禮」，在靜思精舍法師們的引領下，由李明亮校長率解剖學科師生、教職員及慈濟志工共同參與，讓家屬瞻仰遺容，並製作十三位大體老師的生平行誼海報，張貼於實習室外看板，供大眾追思緬懷。

一九九六年十一月三十日

慈濟醫學院結合慈濟基金會宗教處，到慈濟醫院及全臺各地慈濟分支會所舉辦「遺體捐贈說明會」。自六月到九月共計十三場，至十一月底止計有八百五十一人簽署捐贈志願書。

同年啟動「遺體轉捐贈」嘉惠他校：在獲得捐贈者家屬同意下，慈濟醫學院將部分遺體轉捐贈給當時教學遺體極端匱乏的中國醫學大學、中山醫學大學、成功大學醫學院、高雄醫學大學。

一九九六年十二月三十一日

慈濟醫學院成立「慈濟大體捐贈中心」。翌年一月七日，解剖學科遺體處理室相關設施完工，正式啟用遺體灌流處理與保存設備。遺體在處理過程中，不需經福馬林液體浸泡，採乾式處理方式；並依證嚴上人指示以「尊重遺體」為前提，特別設計遺體專用噴房躺床，表達對捐贈者的尊敬之意。

▼一九九七年一月九日

慈濟志工李鶴振於花蓮慈院安寧療護「心蓮病房」簽妥大體捐贈志願書，並捐贈百萬元成為慈濟榮譽董事，由證嚴上人親自授證，在場有慈濟醫學系和醫技系學生觀禮。大體捐贈者有名有姓，且在生前與醫學生對話，慈濟醫學院的作法史無前例。

一九九七年二月十六日

● 因癌症末期住進花蓮慈濟醫院安寧療護「心蓮病房」的林美峰女士（前慈濟醫院餐廳主廚），本日安詳往生，成為首位於心蓮病房往生的慈濟大體捐贈者。

一九九七年六月四日

● 第一屆醫學生「大體解剖學」課程結束，師生親自為大體老師縫合與包紮身體、穿上靜思精舍法師親製的白色長衫，並進行莊嚴的入殮典禮，翌日火化。十八日舉辦入龕暨感恩追思典禮，由證嚴上人致贈家屬刻有「大愛澤醫情長在，捨身育才作渡舟」的「感恩紀念牌」，並期勉醫學生成為良知良能的大醫王。樹立全臺乃至全球，醫學生於解剖課程結束，為大體老師復原身軀之首例。

▼二〇〇〇年十一月

● 曾國藩教授向證嚴上人提出創設模擬手術教學之構想，開啟了慈濟無語良師模擬手術的新紀元；隨即展開遺體急速冷凍技術的開發，及全人「模擬手術室」的創設。

▼二〇〇一年三月十日

● 解剖學科老師首度帶領醫學系學生於大體老師火化前一日，前往打掃火葬場，此後蔚為學科傳統。翌日，舉辦八十九學年度「大體解剖學」大體老師入殮、送靈、火化、感恩追思暨入龕典禮。

二〇〇一年六至八月

● 九十學年度起，大二醫學系學生於解剖課程前的暑假拜訪大體老師家屬，透過家訪了解老師生平，並撰寫行誼在啟用典禮做介紹。

▼二〇〇二年五月二十七日

為即將畢業的慈濟大學醫學系第二屆醫學生舉辦全臺首創的實習醫學生「模擬手術教學」課程，由慈濟醫院臨床外科醫師指導教學。此首次嘗試的課程於大體解剖學實習室進行。

二〇〇二年八月八日

簽署捐贈遺體志願書人數達二萬人。

▼二〇〇三年九月十五日

全人「模擬手術室」正式啟用：全國第一座專為捐贈人體臨床醫學訓練的模擬手術室落成，擁有八個手術臺、手術燈及各自完整的基本手術室設備。慈濟大學獨步於全臺醫學院校開設模擬手術課程，每年讓準備進入外科實習的高年級醫學生，學習二十一項基本臨床技能及十四項基本手術技巧；另針對住院醫師進行「進階模擬手術教學」。

▼二〇〇四年五月二十二日

慈濟大學舉辦「解剖與人文」研討會，全臺十一所醫學院解剖學科老師、遺體捐贈者家屬及慈濟志工一百七十人與會交流。

▼二〇〇五年二月

「大體病例討論」首度開課。課程源自二〇〇一年第四屆醫學生謝幕揚在王曰然老師的指導下，主動整理其於上學期大體解剖學實習課程中，在大體老師身上所觀察到的變化以及所搜尋相關疾病的資料，主動做成報告並與同學分享與討論。此舉立下日後規畫此課程的契機。同時自二〇〇四年九月起，解剖學所有相關課程（大體解剖、胚胎、組織、神經解剖學等四門課）整合於每學年之上學期上課，因此該學年的下學期得以安排此項新課程。

二〇〇五年十月

●花蓮慈濟醫院林欣榮院長在模擬手術室示範指導大腦鑰匙孔手術（Keyhole pterional craniotomy）。

▼二〇〇七年十月四日

●慈濟大學舉行「開風氣締新猷 見證慈悲說大愛」記者會，說明及推動遺體捐贈。

▼二〇〇八年三月

●姊妹校醫學生及指導老師首度參與模擬手術課程：大陸上海交通大學醫學院七位師生，參加慈大實習醫學生之模擬手術課程，開啟了姊妹校醫學系師生互動的新紀元。

及至二〇二〇年，計有多達二十七所臺灣以外，以及四所本地醫學院師參加慈大之實習醫師模擬手術課程。

二〇〇八年六月二十五日

●因應受贈學校教學遺體以達使用需求，慈大正式停辦教學遺體轉捐贈事務。

二〇〇八年九月十日

●全新落成的「慈濟大學模擬醫學中心」由證嚴上人揭牌，正式啟用。有八座手術臺和全套附屬設施，以及最新的手術儀器和器械，十一日起展開為期四天的模擬手術課程。除了慈大醫學生之外，首度邀請刻正來臺參與「國際慈濟人醫年會」的人醫會成員，包含美國、玻利維亞、澳洲昆士蘭、菲律賓、馬來西亞等國家共三十二位醫師參加專業訓練課程。

為提升模擬手術室整體運作之完整性，慈大將模擬手術室周邊一百二十五坪規畫為模擬手術室支援設施。

▼二〇〇九年二月十九日
●九十二級醫學生「模擬手術教學」大體老師啟用典禮。曾獲二〇〇一年普立茲國際事務報導獎的《華爾街日報》駐北京記者張彥（Ian Johnson），蒞臨模擬醫學中心採訪並參與課程。

二〇〇九年三月二十日
●特有的「內視鏡訓練箱教育課程」首度開課：為因應臨床醫療發展之趨勢，以及提升慈大醫學生進入臨床前之準備，模擬醫學中心自行研發此無學分、免費課程。依難度分為六級，醫學系所有年級同學得自行報名，第一級滿八人即開課。第一級課程含二小時教育課程及其後預約的技術練習，滿六小時後得申請檢核技術考，通過者發予證書。通過後即能晉升至第二級教育課程，以此類推。

二〇〇九年四月十三日
●首度為本校醫學生開設第二級內視鏡訓練箱教育課程。

二〇〇九年四月二十二日
●《華爾街日報》於首頁刊登Ian Johnson之報導——證嚴上人創辦慈濟緣起及無語良師的推動過程（含文字、照片、以及網路影片）。

二〇〇九年六月十九日
●首度為前來參加模擬手術課程的廣州中山大學（姊妹校）六位醫學生提供第一級「內視鏡訓練箱教育課程」及檢核考試。開啟了姊妹校醫學生來慈大參加模擬手術課程期間，接受「內視鏡訓練箱教育課程」之先例。

二〇〇九年七月二十日 ● 首度為醫學生開設第三級內視鏡訓練箱教育課程。

二〇〇九年九月十一日 ● 首度為醫學生開設第四級內視鏡訓練箱教育課程。

▼二〇一〇年一月二十一日 ● 首度為醫學生開設第五級內視鏡訓練箱教育課程。

二〇一〇年六月 ● 首度與高雄醫學大學整形外科醫療團隊合辦專業手術訓練課程。

二〇一〇年八月 ● 首度與國內外醫學會合辦專業手術訓練課程：首度與「臺灣泌尿科醫學會」、「亞洲泌尿科醫學會」、「臺灣耳鼻喉科醫學會」合辦專業模擬手術訓練課程。

二〇一〇年九月二十二日 ● 慈濟大體捐贈屆滿十五週年，慈濟大學於花蓮靜思堂的講經堂舉辦「感恩音樂會」。

二〇一〇年九月二十八日 ● 教師節首次舉辦大體老師敬師活動：本學年度修習大體解剖學之醫學系同學，於「大體解剖實習室」內為大體老師默禱、奉茶，以鮮花表達對老師以身教導的感恩與敬意。

二〇一〇年十月二十三日 ● 首度為本校醫學生開設第六級內視鏡訓練箱教育課程。

▼二〇一一年六月 首度與長庚整形外科醫療團隊（林口長庚／高雄長庚／嘉義長庚）合辦「手部肢體移植手術」訓練課程。

二〇一一年八月二十五日 簽署捐贈遺體志願書人數達三萬人。

二〇一一年九月 首度與「臺灣尿失禁防治協會」及「臺灣顱底外科醫學會」及「中華民國大腸直腸外科醫學會」合辦專業手術訓練課程。

二〇一一年九月十七日 首次舉辦「無語良師追思音樂會」：中醫學系系學會及醫學生主辦，解剖學科及模擬醫學中心協辦。

▼二〇一二年三月 首度與醫療儀器開發醫師團隊合辦運用研究：臺北慈濟醫院骨科洪碩穗醫師及共同開發之臺灣大學研究生團隊，於模擬手術課程中測試其骨科關節手術定位儀器之效果。

二〇一二年三月二十三日 與馬來西亞馬來亞大學簽訂合作協議，協助該校設立「微創腹腔鏡內視鏡手術訓練中心（MILES）」，並推動「無語良師」計畫，包含技術與人文，完全複製慈大模擬醫學中心的經驗。七月一日，馬來亞大學舉行首次模擬手術訓練課程。

二〇一二年六月 首度與長庚整形外科醫療團隊合辦「臉部移植手術」訓練課程，其後逐年接續與該團隊合辦整形外科專業訓練課程。

二〇一二年九月
● 首度與「臺灣婦產科內視鏡微創醫學會」及「臺灣脊椎外科醫學會」合辦專業手術訓練課程。

二〇一二年九月二十六日
● 教師節前夕，慈濟大學醫學系、學士後中醫學系全體同學向無語良師奉茶、獻花，感恩無語良師以身示教。

▼二〇一四年八月
● 首度與「臺灣骨科創傷醫學會」及「臺灣外傷醫學會」合辦專業手術訓練課程。

二〇一四年九月
● 首度與「臺灣婦女泌尿暨骨盆醫學會」合辦專業手術訓練課程。

▼二〇一五年六月
● 首度與臺大整形外科醫療團隊合辦手部肢體移植手術，其後陸續又於二〇一六年六月、二〇一七年六月合辦訓練課程。

二〇一五年十一月
● 首度與「臺灣手外科醫學會」及「中華民國關節重建醫學會」合辦專業手術訓練課程。

▼二〇一六年六月二十二日
● 慈濟大學自二〇一四年六月「模擬手術教學」課程起推動植葬，花蓮縣吉安鄉慈雲山的環保植葬園區甫於二〇一六年五月落成，因此於六月模擬手術課程結束後，為包括歷年已經火化等待植葬的四十七位無語良師完成骨灰的植葬典禮。

二〇一六年八月
● 首度與「中華民國口腔顎面外科學會」及「臺灣增生療法醫學會」

合辦專業手術訓練課程。

二〇一六年九月三日

- 臺灣內分泌外科醫學會課程規劃群之醫師申請本日於中心嘗試「經口腔甲狀腺摘除手術 Transoral endoscopic thyroidectomy」的術式模擬，為未來在病人身上執行此手術預作演練。

二〇一六年十月

- 首度與「臺灣骨科足踝醫學會」合辦專業手術訓練課程。

二〇一六年十一月

- 首度與「臺灣整形外科醫學會」、「臺灣美容外科醫學會」、「臺灣顯微重建外科醫學會」、「臺灣胸腔及心臟血管外科學會」合辦專業手術訓練課程。

▼二〇一七年四月

- 首度與「臺灣脊椎微創醫學會」合辦專業手術訓練課程。

二〇一七年六月

- 首度與成功大學整形外科醫療團隊合辦專業訓練課程。

二〇一七年十月

- 首度與「臺灣頭頸部腫瘤醫學會」及「臺灣內分泌外科醫學會」合辦專業手術訓練課程。

  臺灣內分泌外科醫學會首次辦理「經口腔甲狀腺摘除手術」訓練課程。此課程經二〇一六年九月於本中心試做成功，此為學會為此舉辦之推廣課程。

二〇一七年十一月

- 首度與「臺灣肩肘關節醫學會」合辦專業手術訓練課程。

▼二〇一八年四月

- 首度與「臺灣疼痛醫學會」及「臺灣耳科醫學會」合辦專業手術訓

練課程。

二〇一八年六月

首度與「亞太脊椎外科醫學會」合辦專業手術訓練課程：除本國醫師外，另有加拿大、烏克蘭、緬甸、孟加拉、斯里蘭卡、香港、日本、韓國、印尼、馬來西亞、中國、新加坡等國外醫師學員參加課程。

二〇一八年十月

首度與「泛太平洋尿控學會」合辦專業手術訓練課程，除本國醫師外，另有來自日本、韓國、大陸、澳大利亞、香港、新加坡之醫師參與課程。

▼二〇一九年六月

首度與「臺灣脊椎微創內視鏡醫學會」合辦專業手術訓練課程。本梯次課程同時與「臺灣外傷醫學會」再次合辦訓練課程：課程特別邀請美國外科醫學會外傷委員會師資前來指導，通過課後考試之醫師學員授予ASSET (Advanced Surgical Skills for Exposure in Trauma）證書（不須遠付國外受訓即可領有證書），成為國內未來訓練課程之種子教師，是在臺灣頒授國際通用證書之首例。

首度與「臺灣福爾摩沙婦女泌尿醫學會」合辦專業手術訓練課程。

二〇一九年十二月二十三日

簽署捐贈遺體志願書人數達四萬人。

▼二〇二〇年五月

首度與「臺灣血管外科學會」合辦專業手術訓練課程。

備註：

1．無語良師生平行誼簡介及相關大體捐贈流程資訊，請參閱「慈濟大學遺體捐贈室」網址：http://www.silent-mentor.tcu.edu.tw/smintro.html

2．《無語良師紀念專書》電子書網址：http://www.msc.tcu.edu.tw/ebcok.html

附錄——

慈濟大學大體老師歷年捐贈統計

（一九九五年至二〇二〇年九月統計，不包含轉捐贈他校人數）

志願捐贈

男	15,398
女	24,729
總數	40,127

大體解剖教學已捐贈人數

	已捐數量	現有存量
男	203	20
女	149	19
總數	352	39

＊年齡最長 94 歲，年齡最小 16 歲

大體模擬手術教學已捐贈人數

	已捐數量	現有存量
男	374	5
女	257	14
總數	631	19

＊年齡最長 101 歲，年齡最小 14 歲

慈濟大學模擬醫學中心課程參與人次統計

實習醫師模擬手術課程參與人次

慈大	512
外校	236
衛福部	21
慈院	2,247
外院	222
總人次	3,238

（2013-2020.9 統計）

醫學會模擬手術課程醫師參與人次

慈院	628
國內外院	2,559
國外外院	218
總人次	3,405

（2010-2020.9 統計）

生命無盡 無語良師照亮慈大模擬醫學中心

作　　者／葉文鶯
發 行 人／王端正
總 編 輯／王志宏
叢書主編／蔡文村
叢書編輯／何祺婷
美術指導／邱宇陞
資深美編／黄昭寧
內頁排版／極翔企業有限公司
出 版 者／經典雜誌
　　　　　財團法人慈濟傳播人文志業基金會
地　　址／台北市北投區立德路二號
電　　話／02-2898-9991
劃撥帳號／19924552
戶　　名／經典雜誌
製版印刷／禹利電子分色有限公司
經 銷 商／聯合發行股份有限公司
地　　址／新北市新店區寶橋路235巷6弄6號2樓
電　　話／02-2917-8022
出版日期／2020年10月初版
　　　　　2021年01月初版二刷
定　　價／新台幣400元

ISBN 978-986-98968-8-7（平裝）
Printed in Taiwan

國家圖書館出版品預行編目(CIP)資料

生命 無盡：無語良師照亮慈大模擬醫學中心 / 葉文鶯著.
-- 初版. - 臺北市：經典雜誌, 慈濟傳播人文志業基金會,
2020.10 面； 公分

ISBN 978-986-98968-8-7(平裝)

1.醫學教育 2.無語良師 3.慈濟大學模擬醫學中心
4.解剖醫學

410.3 109013721

[經典]
HUMANITY
[人文]